# 古法艾灸：
## 寒湿一去消百病（第二版）

石晶明 / 编著

江苏凤凰科学技术出版社 · 南京

脈相逆者黃帝曰候其可刺奈何伯高曰上

工刺其未生者也其次刺其未盛者也其

刺其已衰者也下工刺其方襲者也與其

之盛者也與其病之與脈相逆者也故曰

其盛也勿敢毀傷刺其已衰事必大昌

上工治未病不治已病此之謂也

逢蒲蒙切　熇呼木切

〇五味第五十六

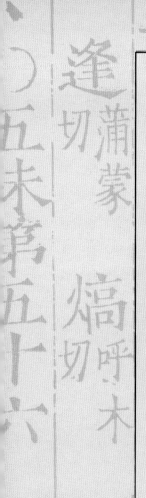

# 导读

　　俗话说"家有三年艾，郎中不用来"。古人的养生方法很简单：一团艾草、一个穴位，每天坚持十几分钟。艾的温煦扫除了身体里的寒湿，让生命之火烧得旺旺的。

　　女性月子里着凉怎么办？把艾条掰碎了泡脚。小宝宝着凉了拉肚子怎么办？妈妈每天给他灸肚脐，宝宝的身体会越来越棒！如果老是觉着腰部凉凉的，就每天用艾罐灸命门穴15分钟。50岁以后经常艾灸足三里穴，可以增强脾胃功能，预防各种疾病。

　　说起穴位保健，不少人对取穴又敬又怕，不敢下手。为了解决读者的痛点，本书取穴采用多张图片连排的形式，骨骼定位、快速取穴、灸法、增效疗法一目了然，仿佛老中医手把手在教。

　　在艾灸之余，本书还提供了与病症相对应的按摩方法和简便食疗方，平时按一按、捏一捏，能够减轻病痛。

　　本书第一版于2013年出版，上市后广受读者好评，年年加印。在出版后的第十年，编辑收集多年来的读者意见，对书中内容进行了修订，以期本书能更好地为大众服务。

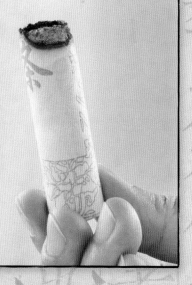

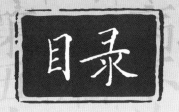

# 目录

每天温和灸肺俞
穴20分钟左右，
可补肺气，增强抵
抗力。

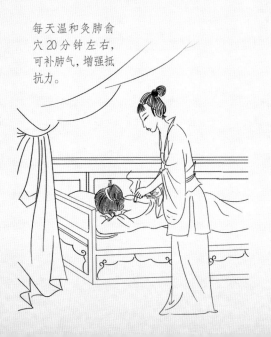

# 第三章
## 四季保健灸
## 将寒湿挡在身体之外

雀啄灸涌泉穴 10 分钟，
可增加哺乳妈妈乳汁
分泌。

# 第四章
## 驱寒暖子宫
## 让艾做女性的"保护神"

优质艾绒细腻、干燥、无杂质，金黄色。

# 第五章
## 老年人艾灸遍身延年又益寿

# 第六章
## 艾灸助阳健脾为孩子提供温暖的保护

# 第七章
## 补肾壮阳气灸出男性的力量

# 第八章
## 艾灸祛寒湿的常见病症

# 第九章
## 日常保健艾灸

# 附录

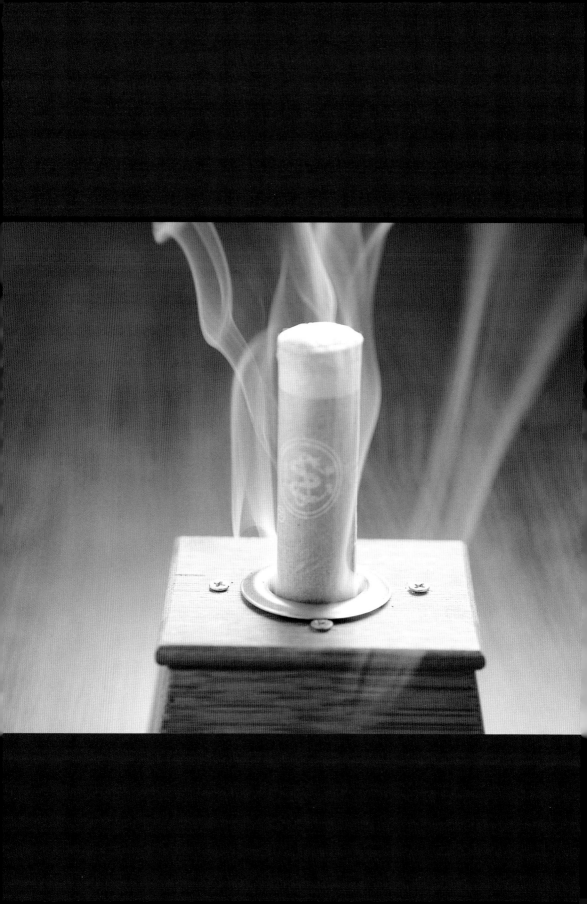

第一章

# 让艾的温暖

## 驱走体内阴寒

# 阳气不足是现代人的通病

所谓阳气就是人的生命之气，即中医所说的元气。早在2000多年前，中医经典著作《黄帝内经》就有对"阳气"的相关论述，称人体中的阳气就像天上的太阳，世上万物生长皆靠太阳；人若是没有了阳气，新陈代谢就会停止，生命就会结束。人正是依靠着这股阳气的推动和温煦、蒸腾与生发功能，才得以让体内的血液流通，运行全身，营养脏腑、经络、百骸、肌肉、皮毛。正所谓"阳气在人在，阳气无人亡"，这就是为什么中医称"气为血帅"，这一个"帅"字便足以说明阳气的重要性了。

阳气者，若天与日，失其所，则折寿而不彰。

——《黄帝内经·素问·生气通天论》

然而，阳气不足已成为现代人的通病。现代人享受着越来越舒适的生活，品尝着越来越丰富的饮食，却忽略了这些"享受"带给身体的变化。例如，空调的广泛使用屏蔽了自然的温度；爱美使得女性穿衣服越来越露、透、薄，露脐装、超短裙纷纷登场；在寒冷的冬天，人们吃起了清暑解热的西瓜等各种反季节水果，喝着寒气冲天的冰镇饮料，食用大量性寒的水产品……殊不知，这些"享受"正侵蚀着人体的阳气，损害着身体健康。根据医学研究，人类的死亡率与温度的变化呈负相关，寒冷的1月前

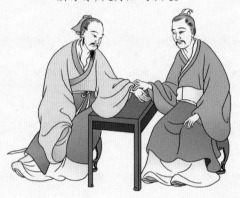

脉象微弱、细沉无力，手脚冰凉，是为阳气不足。

后死亡率高，而较为温暖的8~9月死亡率低。之所以导致这样的状况，就是因为阳气受到了寒冷的侵蚀。中医认为：如果人的阳气得不到细心呵护，被任意损耗，不仅会诱发疾病，严重者还会危及生命。

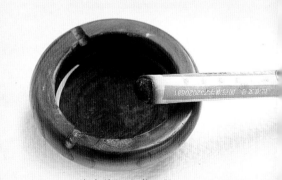

艾为纯阳之物，很适合补充元气。

# 寒湿乘"虚"而入损阳气

在中医理论中，有"六淫"之说，主要是指风、寒、暑、湿、燥、火六种外感病邪。其中寒、湿属于同一类，它们有一个共同点，那就是阴冷。一旦寒湿之邪意图侵袭人体，就会受到体内阳气的奋力抗争。相当于两军对垒，如果寒湿长驱直入占领人体，就说明体内的阳气已经衰弱到无法提供保护的地步了。即使体内的阳气强盛不虚，与外界寒湿搏斗也会有所损耗。因此古人才说寒湿为阴邪，会损伤人的阳气。

寒邪最大的特点就是凝滞，即不畅通，它会造成气血凝滞不通，以致肌肉、神经、血管等组织产生不同程度的收缩和痉挛，造成组织缺血缺氧，从而影响阳气与血液的传导、循环和运行。人就会出现局部或全身的疼痛，关节、肌肉、血管拘急（拘急是患者的自身感觉，肌肉有一种向一块抽的感觉，此时患者意识清楚，能支配自己的行为）等疾病。再说湿邪，其最大的危害就是黏滞，类似牛皮糖，当湿邪入体，就会遏制体内阳气的生成、宣发和疏泄，以致人感到胸闷、腹胀、头重脚轻、身体困倦、四肢无力等。除此之外，当阳气无法阻止湿邪的时候，人的脾胃就会受到影响，出现食欲不振、大便溏泄、恶心呕吐等症状。在人体的脏腑中，惧怕寒湿两邪的是脾胃，因为气为阳、脾主升，而寒邪会压抑和阻遏阳气的运行，湿邪可困扰和妨碍脾胃的运化。

综上所述，人们在日常生活中应该注意保护生命之本——阳气，还有气血生化之源——脾胃，以免寒湿之邪乘"虚"而入。比如，生活中注意避免饮食生冷、涉水淋雨等。

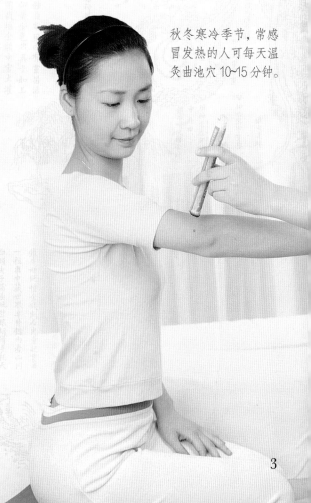

秋冬寒冷季节，常感冒发热的人可每天温灸曲池穴10~15分钟。

3

# 空调为"寒湿"入侵大开方便之门

> 邪之所凑，其气必虚。
>
> ——《黄帝内经·素问·评热病论》

不可否认，空调为生活带来了舒适和便利，然而其负面影响却往往被忽视。过低的温度直接导致室内寒气过重，湿寒入侵从而伤及人的阳气，降低人的免疫机能，易诱发上呼吸道感染等疾病。夏天开空调也与中医提倡的"春夏养阳"的养生原则背道而驰，夏季适量出汗能够使阳气外扩到身体表面，将津液输送给肌肤，从而保持阴阳平衡。长时间待在空调房里，首先就会导致皮肤毛孔开闭功能失常，引起体内气血循环不畅；接着就会影响正常的散热排汗功能；然后引起脾胃的运化功能下降。这些影响会引起交感神经兴奋，血管、肌肉、韧带收缩，胃肠运动减弱，血液循环不畅，从而引发心脑血管意外，消化功能异常，头颈、腰腹、四肢关节疼痛等病症。若是女性遭受反复的寒冷刺激，还会影响到子宫和卵巢的功能，出现月经失调、痛经等。

## "痛"是寒湿入侵的典型症状

俗话说"通则不痛，痛则不通"。身体疼痛之人，多是体内经络筋脉气血运行不通，大部分情况是寒湿等病邪阻滞引起的气滞血瘀。所以在临床上，不管是冠心病引发的心绞痛，脑血管意外引起的剧烈头痛，还是神经、肌肉、关节病变导致的肢体疼痛，大多可以从中找到

寒湿侵袭的蛛丝马迹。在古代，由风、寒、湿等引起的身体疼痛或麻木被称为"痹证"，如被称为"胸痹"的心绞痛和被称为"痛痹"的关节肌肉疼痛，都是在天气寒冷的时候加剧。之所以出现这样的情况，就是源于痹证的病因——风、寒、湿等病邪相互交织，从而造成经络阻滞、气血不通，引发局部气血瘀阻。这些病皆属阴证，所以具有遇冷则痛，得温痛减，喜温暖、畏寒冷的特点。

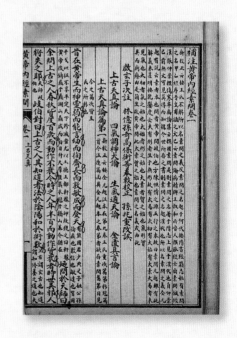

《黄帝内经·素问·上古天真论》称：古人百岁之后依然行动敏捷，今人半百则行动迟缓，这是因四时不正之气入体。

# 湿气凝聚则成痰，痰为百病之源

中医里的津液，简单来讲就是人体内的水液。正常情况下人体中的水液在气的作用下就像一条川流不息的河流循环往复，这水流的动力就是身体里的阳气，阳气虚，则水流缓。缓慢移动的水湿之气被体温加热、熬炼，慢慢成痰成饮。痰饮是人体内的津液在代谢、输布、排泄过程中发生了异常，停留于体内而形成的一种病理产物，浓浊者称为"痰"，清稀者称为"饮"。正所谓"湿聚为水、积水成饮、饮凝成痰"，所以水、湿、痰、饮在本质上是一样的，都是人体津液的异化物。

湿气凝聚在体内，导致气血流通不畅，而人体的津液是在气的推动下流淌的，所以经络不畅，易生痰饮。而痰饮淤积在体内会随着气血的运行流窜到身体各处，就好像被污染了的水，在水流的作用下会污染整个流域。俗话说"百病皆有痰作祟""顽痰生怪症"，痰饮的流动

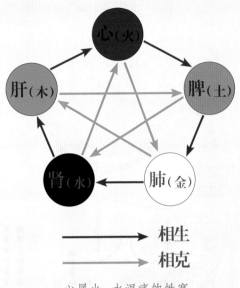

心属火，水湿痰饮性寒，
与心相克，影响精神心智。

上达头部、下至脚部、内到脏腑、外渗肌肤，从而各种各样的病症丛生。比如现代人的肥胖症、高脂血症、高血糖、动脉粥样硬化等疾病，大多与痰湿积聚引起的经络阻塞、气滞血瘀脱不了干系。

百病由痰起，而"怪病多痰"，因为痰湿是由水液演变而来，有着重浊黏滞的特性，所以水湿痰饮导致的各种病症，大多反复发作，治疗起来相当困难。更甚者，水湿痰饮性寒阴冷，直接与五行中属火主神明的心发生冲突，常常会蒙蔽心窍、扰乱神明，导致人的精神思维错乱。所以避免痰饮之证的当务之急就是祛除湿气、温煦正阳。

# 艾是能除一切寒湿的"纯阳之品"

> （艾叶）服之则走三阴而逐一切寒湿，转肃杀之气为融和；灸之则透诸经而治百种病邪。
>
> ——（明）李时珍《本草纲目》

灸疗中用得最多的材料就是艾叶，故灸疗常常又被人称为"艾灸"。中国人使用艾叶的历史最早可追溯到3000多年前，古人在每年农历的四五月间，艾叶茂盛之时，将其摘下或连枝割下，晒干或阴干后以作药用。其中以湖北蕲州出产的艾草质量较佳——叶厚而绒多，这便是"蕲艾"如此著名的主要原因。就是这样一味看似普通、貌不惊人的植物叶子，却有着"百草之王"的美誉。著名药物学家李时珍在《本草纲目》中赞誉以艾叶灸疗能够治百病、祛风邪，保人体康健。

"艾叶生则微苦太辛，熟则微辛太苦，生温熟热，纯阳也。可以取太阳真火，可以回垂绝元阳。服之则走三阴而逐一切寒湿，转肃杀之气为融和；灸之则透诸经而治百种病邪，起沉疴之人为康泰，其功亦大矣。"正是由于艾叶主要生长于光照较为强烈、山峦朝南的阳坡面，又是在每年阳气正处于上升阶段的端午节前后采摘收取，所以是纯阳之品，具有温经通络之效。《名医别录》中称："艾叶味苦，微温，无毒，主灸百病……"在临床上，艾叶除了可加工制成艾条、艾炷燃烧灸用之外，它还常与其他中药组成汤药供人内服。如中医妇科中的"胶艾汤""艾附暖宫丸"等处方中均有艾叶。

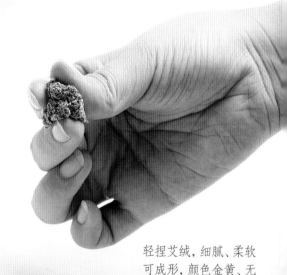

轻捏艾绒，细腻、柔软可成形，颜色金黄、无杂质的则是优质艾绒。

## "艾"之名片

别称：医草、艾蓬、灸草、香艾等。

科属：菊科蒿属。

产地：中国各地，朝鲜半岛、日本、蒙古亦有分布。

# 寒证、阴证、虚证更适合艾灸

人之真元乃一身之主宰,真气壮则人强,真气弱则人病,真气脱则人亡,保命之法,艾灼(艾灸)第一。

—— (宋)窦材《扁鹊心书》

什么是寒证、阴证、虚证呢?以感冒为例,若因风寒而起,症状应该是怕冷、头痛、骨节酸痛、无汗、痰液清稀色白、喜热饮,这种情况下便可使用温灸治疗。但感冒症状若是稍有怕冷、高热、少量出汗或多汗、咽喉肿痛、痰液稠厚色黄、口干、喜冷饮等,则为风热或风温所致,此时不适宜温灸。所以,寒证、阴证、虚证就是外感寒湿,"寒湿之气"伤于人体,或者是体内脏腑阳气不足,阳虚阴寒之证。

艾灸的治疗范围十分广泛,只要是属于寒证、阴证、虚证的外感、内伤、脏病、腑病都可用艾灸治疗。

艾灸疗法的特点是从身体内部祛病缓疾,通过温热疗法促进血液循环、通经舒络,增强人体的新陈代谢,调整机体的神经、内分泌、血液循环、消化吸收等功能,从而改变脏腑衰竭、营养不良、痰湿淤积等情况。

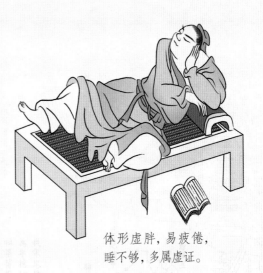

体形虚胖,易疲倦,睡不够,多属虚证。

## 适宜艾灸的病症

| 类别 | 主要病症 |
| --- | --- |
| 内科 | 冠心病、糖尿病、原发性高血压、脑血管疾病、中风后遗症、支气管哮喘、肺气肿、胃和十二指肠溃疡、慢性胃炎、慢性结肠炎、慢性肝炎、脂肪肝、慢性腹泻、消化不良、食欲不振等 |
| 皮肤科 | 神经性皮炎、带状疱疹、过敏性湿疹、毛囊炎、白癜风、冻疮、压疮、外阴白斑、斑秃、疣等 |
| 妇科 | 胎位不正、月经不调、崩漏(不规则阴道出血)、白带异常、痛经、闭经、慢性盆腔炎、更年期综合征、乳腺炎、乳房小叶增生、乳腺纤维瘤、不孕症等 |
| 男科 | 慢性前列腺炎、阳痿、早泄、遗精、不育症等 |
| 其他 | 肩周炎、颈椎病、腰椎间盘突出、腰腿疼、膝关节滑膜炎、类风湿性关节炎、各种陈旧性损伤等 |

7

# 古人善取天火驱体寒

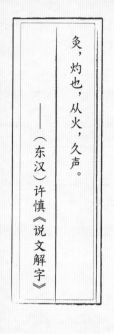

灸，灼也，从火，久声。

——（东汉）许慎《说文解字》

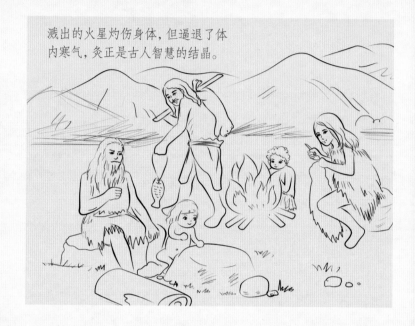

溅出的火星灼伤身体，但逼退了体内寒气，灸正是古人智慧的结晶。

　　灸是远古时期，人们在烤火取暖时无意之中发现的，因为有时当身体被火灼伤之后，一些病痛反而会趋于缓解或好转。正是溅出的火星的灼烤，逼退了体内的寒气，将能量传达到身体各处，于是病痛得到了缓解。古人从中受到启发，开始有意识地将火应用于疾病的治疗中。

　　一开始人们只是简单地以树枝、柴草燃烧施灸，单纯地减轻病痛；后来逐渐过渡到将艾草、生姜、大蒜等物燃烧施灸；到了今天，人们更是运用起了传统药物、植物精油、电子加温设备、红外辐射等进行灸疗。但万变不离其宗，灸的本质还是"火"。清代吴亦鼎在其著作《神灸经纶》中强调，艾灸能深入脏腑，消除体内的寒湿风邪以调养身体；取味道比较芳香的艾做成艾条或艾炷，经常熏疗穴位，能够顺畅十二经、深入三阴、调理气血。

　　北宋太医窦材在《扁鹊心书》中指出，真气是人体的主宰，真气充足强壮则人体健康无病；真气孱弱，则人体百病缠身。气通则血行，气滞则血瘀。艾灸正是以温热的疗法推动气血的顺畅运行，活血化瘀、温经散寒，以起到养生保健、延年益寿的作用。

# 中国人用灸已超过千年

左边《左传》中的这段话所记载的是鲁成公十年（公元前581年）晋景公患病，秦国太医令医缓在为其诊治时所说的话。医缓所讲的"攻"指的是艾灸，"达"指的是针刺。由此可见，艾灸疗法在春秋时期就已经成为医学上一种常用的治疗方式。

1973年在我国湖南长沙马王堆三号汉墓出土了《足臂十一脉灸经》《阴阳十一脉灸经》两部帛书，这是迄今发现的最早有关经脉论述的专著，也是世界上首次记载灸疗的医学典籍。《足臂十一脉灸经》记录了78种疾病，《阴阳十一脉灸经》记载了147种疾病，其治疗方法都是艾灸。

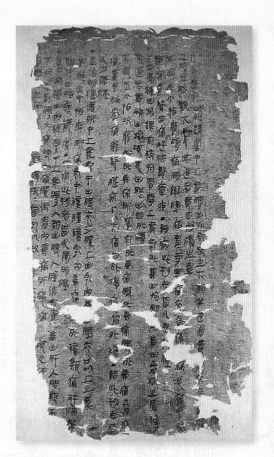

1973年马王堆汉墓出土的《足臂十一脉灸经》载：肝痛、心痛、烦心等症，皆灸足少阴脉。

到了汉代，我国著名医学家张仲景在《伤寒杂病论》一书中，非常清晰地指出了哪些病"可火"与"不可火"，其所言之"火"便是后人所说的灸法。

大家都知道中医的四诊法是"望闻问切"，而鲜有人知中医的四大医术，即"砭针灸药"。砭指的是刮痧和按摩，针即针刺，灸则是艾灸，药指开方用药。由此可见艾灸在中医领域的重要地位。只是到了清代以后，受到种种因素影响，灸疗逐渐衰退，以至于到了今天，"但见开药方，不闻艾绒香"，实在是令人惋惜。

# 大宋皇帝是灸疗的忠实粉丝

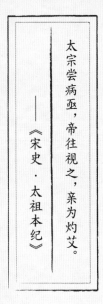

太宗尝病亟，帝往视之，亲为灼艾。

——《宋史·太祖本纪》

在清朝以前，上至皇亲国戚，下到普通百姓，都十分喜好艾灸，几乎人人都认可这种既能防病治病又可养生保健的医疗方法。据《宋史》记载：太祖赵匡胤的弟弟赵光义生病了，赵匡胤急忙前去探望，并亲自手持艾条替弟弟灸疗。赵光义体有寒湿，温热的气息通过艾灸送入体内，寒热交织产生疼痛。见弟弟饱受疼痛之苦，赵匡胤心有不忍，于是也给自己艾灸，分担弟弟的疼痛。古人赞赏赵匡胤对弟弟的深情厚谊，于是用成语"灼艾分痛"来颂扬他的美德，赞赏兄弟之间的情义。

从这段记载可以得知，艾灸疗法不仅仅在民间盛行，甚至连皇帝都是艾灸的粉丝。赵匡胤亲自为弟弟艾灸，也取艾自灸，可见其对艾灸方法操作熟练。

北宋大文豪欧阳修传世墨宝不多，但是在北京故宫博物院却收藏着一份他的《灼艾帖》，其内容是说欧阳修的学生焦千之曾经接受过艾灸的治疗，欧阳修认为艾灸是一门学问，值得探讨与研究。南宋著名的画家李唐，擅长山水和人物画，在他流传下来的为数不多的作品中就有一幅《灸艾图》，图中描绘的是一位村医坐

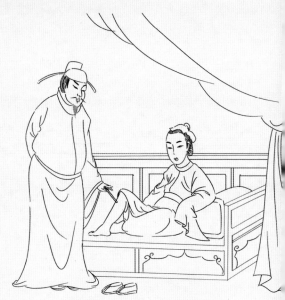

据《宋史》记载：宋太祖赵匡胤亲自为弟弟艾灸足三里穴，且取艾自灸。

在小板凳上，正在为患者灸灼背部。此图是我国较早以医事为题材的绘画之一，现存于台北"故宫博物院"。

由此可见，在古代艾灸拥趸之多，应用之广。下至平民百姓，上至达官贵族，无一不将这个神奇的疗法作为治病保健中必不可少的一部分。

# 古法艾灸墙内开花墙外香

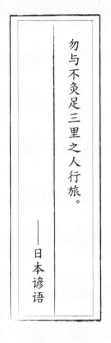

勿与不灸足三里之人行旅。

——日本谚语

艾灸疗法大约于6世纪东渡日本。根据日本古籍《云锦随笔》记载：德川幕府时代，江户（现东京）的永代桥建造成功。作为日本当时当地的习俗，每建成一座新桥，都要邀请高龄的长者第一个踏桥过河，以求祝福。最高统治者德川将军邀请了一位叫万兵卫的老者来过河，之后德川将军向其请教长寿的秘诀。万兵卫哈哈一笑说："长寿很简单，我们家祖传的方法是，在每个月月初的八天里，连续艾灸足三里穴，坚持不懈。我们全家人的寿命都很长。"德川将军听后连连惊叹。

艾灸造福日本人民不仅仅有这一个例子。在20世纪二三十年代，传染病肆虐日本，以致人口锐减。一位名叫原志兔太郎的人发起了一场"国民三里灸运动"，上至近卫首相，下至军队、工厂、学校，都积极开展"养生灸"活动。这个运动大大增强了日本国民的身体素质，提高了其自身免疫力。原志兔太郎还专门写了一本名为《灸法的健康》的书，向人们强烈推荐"自古以来被称作无痛消灾的灸和脍灸人口的足三里灸，作为新保健法"。原志兔太郎活了108岁，于1991年去世，他能有如此长的寿命，应该说与其用灸、爱灸有着非常密切的关系。甚至在日本，还出现了专门以灸术治病的医师，可见艾灸在日本被重视的程度。

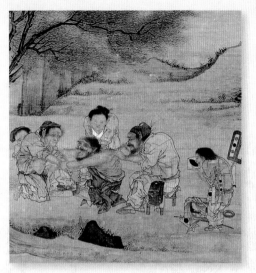

《灸艾图》中，一人稳住患者，是因为其体内寒湿过重、气血不通，灸疗时难免会有痛感。

20年前热播的韩国电视剧《大长今》中，就有一个关于艾灸的片段：长今的养父严重晕船陷入昏迷，长今考虑到养父在船上的时候不吃不喝而且呕吐不止，肯定受不了针刺治疗的刺激，考虑再三选用了艾灸为其治疗。用艾灸熏灼后养父很快就恢复了健康。可见在那时艾灸疗法已经相当普遍，且以一种简单、安全的疗养方式造福人民。

不仅如此，17世纪左右，艾灸疗法传播到了欧洲。德国人甘弗曾任荷兰东印度公司外科医生，在日本工作期间，他接触到了相对纯正的艾灸疗法。在其著作《海外珍闻录》中，他明确主张用艾绒施灸，且附注了一幅图，标明了施灸的穴位和适应证等。

11

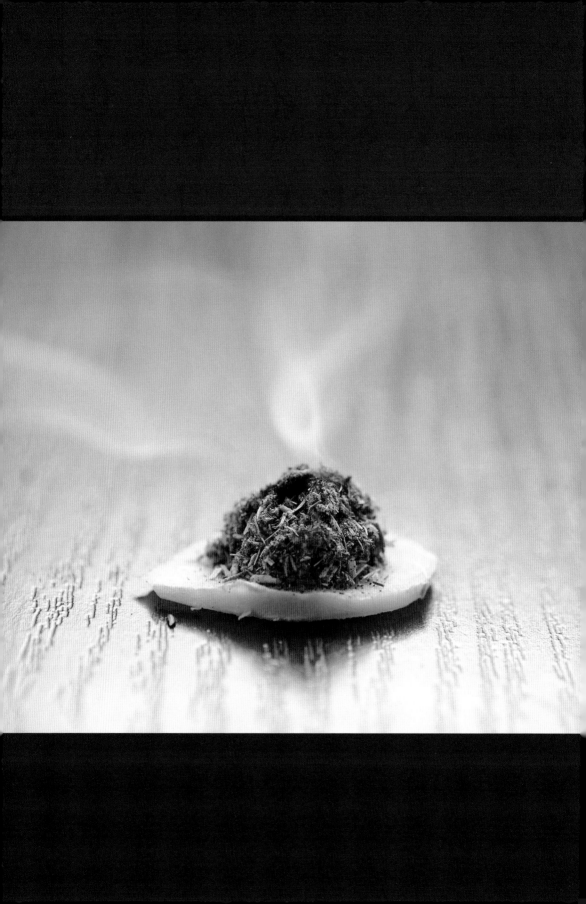

# 第二章

## 艾灸技法一看就会

# 艾灸的三个关键

## 穴位、药草、温热

所言节者，神气之所游行出入也，非皮肉筋骨也。

——《黄帝内经·灵枢·九针十二原》

许多人认为，灸疗就是简单地将一把草燃烧以后，用所出现的烟雾，熏熏人体而已。其实不然！

艾灸疗法是集经络穴位、药草渗透、温热效应三位一体的综合治疗方法。也就是在温热的效果下将药物通过穴位送进体内，从而起到祛病缓疾、强身健体的功效。

穴在汉语中就是窟窿和洞的意思。《黄帝内经·灵枢》中描述穴位说："神气之所游行出入也，非皮肉筋骨也。"从中医角度来讲，皮肉之内是一条一条的经络，而穴位就位于这些经络上。经络是气血运行的通道，气血停留汇聚的地方就形成了穴位，所以穴位不仅仅在气血运行中起到枢纽的作用，同时还是机体与外界交流的门户。通过这个门户，外界的药物、能量、信息能够最迅速快捷地流通到身体各处。灸疗时艾条、艾炷要对准穴位，就是要让药物和热量从窍而入，以达到迅速驱病的目的。

何谓药草？药草是指艾条、姜、蒜、盐等艾灸疗治需要的药物，这些药物能够在温热的环境下，极大地发挥药效，且顺利渗透到体内，从而增强艾灸的效果。

何谓温热？温热是艾条被点燃或者药物被加热时产生的温度。将艾条、姜、蒜、盐等药物加热或点燃，使之产生热量辐射和药物弥散的传播效应，随后将其放置在皮肤表面的穴位处，通过穴位这个门户，以经络的传导疏通，向体内输入药力、热能与信息，从而激发起人体自身的各种反应机制，来调节体内脏腑、经络、阴阳、气血的平衡，起到养生保健、防病疗疾的作用。

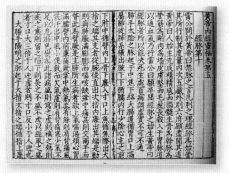

《黄帝内经·灵枢·经脉第十》（明刊影宋本）称：经脉可定生死、处百病、调虚实，不可不通。

一般灸疗选择艾或其他穿透力较强的药物，这样能够在温热的作用下，让药力快速进入体内。而且灸疗的部位正是人体内部的门窗，药力可以较短的时间、距离直达。所以古法灸疗绝不是单纯的熏灼，其治疗成果可以说是三效合一的。

试想一下，若艾灸只是简单的火热熏灼，而无艾草等药物的配合，则皮肤表面虽有灼痛之感，但无药物渗透入里之效。同样，如果艾灸只是敷点药物或稍稍温热，而没有一定强度的热量刺激，只会表热里不热，甚至可能出现如古人所说的"灸不三分，是谓徒冤"，白白治疗而起不到应有的效果。所以艾灸取得疗效的关键就是穴位、药草与温热，三个条件缺一不可，就如同做饭，必须有米、有火、有巧妇。

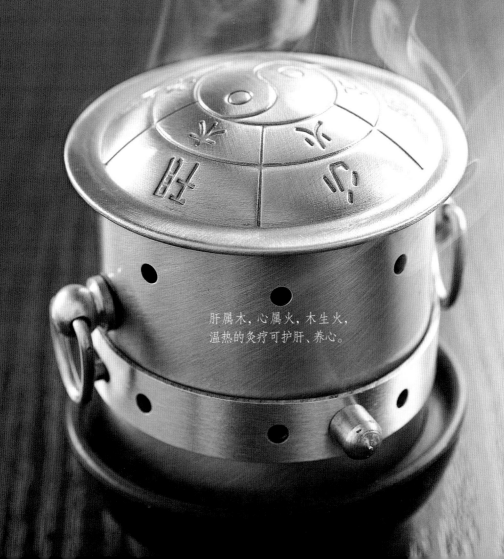

肝属木，心属火，木生火，
温热的灸疗可护肝、养心。

# 古人经验一

## 蕲州艾品质较佳

产于山阳，采以端午，治病灸疾，功非小补。

——（明）李言闻《蕲艾传》

艾草产于我国各地，其中以湖北蕲州出产的艾草质量较佳，叶厚而绒多。李时珍的父亲李言闻对蕲艾推崇有加，写有《蕲艾传》流传至今。根据李时珍的《本草纲目》记载，蕲艾"灸百病。可作煎，止吐血下痢，下部蟨疮，妇人漏血，利阴气，生肌肉，辟风寒，使人有子。作煎勿令见风（《名医别录》）。捣汁服，止伤血，杀蛔虫（宏景）……水煮及丸散任用（苏恭）。止崩血、肠痔血，搨金疮，止腹痛，安胎。苦酒作煎，治癣甚良"。可谓功效神奇。除此之外，相对于其他产地的艾草，蕲艾还具有奇异的香味，点燃其枝叶能够驱逐蚊蝇，清除瘴气，具有消菌杀毒的功能。这便是蕲艾如此著名的主要原因。

蕲艾，茎直立，三四尺高；叶片轮生，状如蒿，绿色。

# 古人经验二

## 火气要足

真气可谓是人生存、强健的根本，而这里所说的真气指的就是体内的元阳之气、生命之火。心为五脏之首、五行属火，故心火被誉为君火；命门之火即藏匿于肾中的元阳，被称为相火。人体的经脉运行、血液畅通、津液的流动等都离不开这两味火，两火共同发力在人体内起到推动、温煦、蒸腾、气化的作用，使身体运行正常且抵御外邪。如果没有了这两味火，或者二者其一有所损伤，人体都会能量不足、温煦无力、气血停滞。人体火旺则阳气充足，如同日照当空，万物萌发生机；反之，火衰阳虚，就像布满阴霾、险象环生。而在中医里，擅长于温补者，莫过于艾灸。因为灸性属火，温热，经孔穴而入，传输于经络，可直达五脏六腑、十二经脉，循环全身，令人阳气旺、身体壮、病不发。

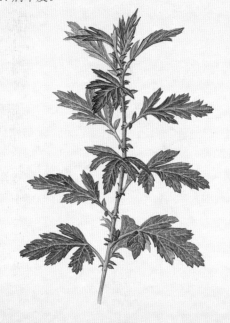

# 古人经验三

## 多灸背，少灸胸膈

针灸穴治大同，但头面诸阳之会，胸膈二火之地，不宜多灸。背腹阴虚有火者，亦不宜灸。惟四肢穴最妙。凡上体及当骨处，针入浅而灸宜少；凡下体及肉厚处，针可入深，灸多无害。

——（明）李梴《医学入门》

明朝李梴在其著作《医学入门》中提到，肌肉偏薄之处、骨骼之上，以及大血管和活动关节、皮肤皱纹等部位，应避免采用直接灸。一般来说，头部、面部、胸膈以上的部位不宜多灸，而背部、下肢等肉厚部位则多灸无妨，尤其是背部腧穴，多灸常灸无妨，任何灸法均可使用。背部有许多重要的腧穴，如肺俞穴、心俞穴、膈俞穴、肝俞穴、气海俞穴、关元俞穴、三焦俞穴等，常灸肺俞可舒缓心肺之气；常灸大肠俞能够行气导滞、清肠排便；常灸关元俞可调经气、控精关等。这些穴位与五脏六腑一一对应，所以多灸背部可祛病缓疾、延年益寿。

# 古人经验四

## 先阳后阴，先左后右

古代医学著作中关于艾灸的顺序有详细的论述，被后人誉为"药王"的孙思邈在其著作《千金要方》中就清楚地记载着艾灸应当遵循先阳后阴、先左后右的原则。中国古代先民多以农耕为业，脸朝黄土背朝天，因此，中医将背部、上身归之于阳，腹部、下身归之于阴。在阴阳学说中，头为阳、足为阴，左为阳、右为阴。所以按照传统的中医理论，施行灸疗的顺序，一般是先灸上部，后灸下部；先灸背部，后灸腹部；先灸头身，后灸四肢；先灸左侧，后灸右侧。

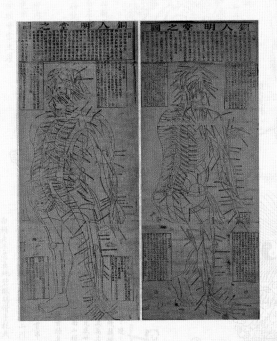

《铜人明堂之图》绘制于明万历年间，图上标注的穴位直观、精准，是古人取穴、针刺、艾灸的参考。

17

# 古人经验五

## 文火为补，武火为泻

> 以火补者，勿吹其火，须自灭也；以火泻者，疾吹其火，傅其艾，须其火灭也。
>
> ——《黄帝内经太素·输穴》

在艾灸疗法中，根据灸疗的温度和方法又有文火、武火之分。文火指的是火力小而缓，在艾灸中温灸盒、麦粒灸等都被视为文火；武火即火力大而猛的火，艾灸中把用大艾炷视为武火。根据明朝杨继洲《针灸大成》的记载：凡火力由小到大，不需要吹灭而使其慢慢燃尽者为补法，能起到温阳补虚的作用；如果将火吹旺使患者有烫的感觉，则为泻法，能起到驱寒散结的作用。这就是古人所说的"文火为补，武火为泻"。

# 古人经验六

## 午时艾灸疗效高

据《黄帝内经·灵枢》记载：古人将一天分为春夏秋冬四个时期，早晨为春、日中为夏、日落为秋、半夜为冬。早晨人的精气神开始生发，病邪衰退。日中人的精气神旺盛，能战胜病邪。所以在一天中灸疗的最佳时间，是在午时（上午 11 点至下午 1 点）前后。这段时间人体与自然的阳气逐渐转旺，并在正午的时候达到顶点，此时疗效最好。而卯时、辰时（上午 5~9 点）与酉时（下午 5~7 点）、戌时（晚上 7~9 点），人体与自然均处于阴阳之气交接的时候，此时灸疗，效果会因环境气温偏低有所降低。所以，药物加穴位，再加上一个较为恰当的治疗时机，三者结合，才能让灸疗获得更好的治疗效果。

温灸器灸属于文火疗法，每天灸背部腧穴 15～20 分钟，可温阳补虚。

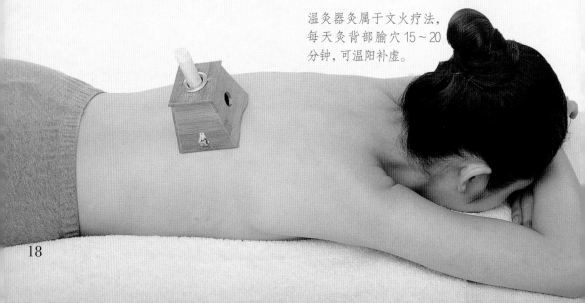

# 如何分辨艾绒的优劣

拣取净叶，扬去尘屑，入石臼内，木杵捣熟，罗去渣滓，取白者再捣，至柔烂如绵为度。

——（明）李时珍《本草纲目》

灸疗时，必须选用陈艾叶，而且越陈越好。因为新艾叶中含有的挥发油较多，燃之不易熄灭，会令人灼痛；而陈艾叶中水分少，同时还含有许多可燃的有机物，易燃易灭，可减少灼痛之苦。特别是用陈艾灸疗，火力足、性温暖，气味芳香，易通透走窜，更吻合灸法温通温补的治疗特点。制作时，先将陈艾叶反复晒杵，筛除杂质和粉尘，令其软细如棉，方成艾绒。艾绒质量的好坏对艾灸的效果有一定影响。

艾绒的好坏主要由四个条件决定：一是采集的时间，一般在春末夏初，此时的艾叶茂盛而柔嫩，纤维较少；二就是加工的过程，好的艾绒加工细致，除净了里面的泥土，捣烂了纤维，因此绒体柔软且细腻；三是贮存条件良好，艾绒干燥不潮湿；四是贮存的时间比较长，艾绒干燥且陈旧，所以在燃烧的时候渗透力大、灸感强。

那么如何分辨艾绒的优劣呢？主要从绒、色、味、烟四个方面入手。

## 艾绒优劣对比

| 类别 | 优 | 劣 |
|------|-----|-----|
| 绒 | 绒体干燥、细腻、柔软、无杂质，可用手指捏成形 | 有枝梗、艾叶粒等其他杂质，质感生硬不易成形 |
| 色 | 土黄色或金黄色的陈艾为好 | 偏绿色为当年艾 |
| 味 | 味道温和且有艾草的芳香，不刺鼻 | 刺鼻、呛鼻、有霉味、有青草味等 |
| 烟 | 烟色淡白、不浓烈，烟雾由下而上缭绕 | 火力刚烈，燃烧时火势猛烈易掉渣，容易烫伤人体 |

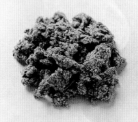 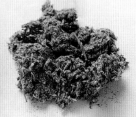

优质艾绒：细腻柔软，无杂质，色金黄。　　劣质艾绒：有枝梗、艾叶粒等杂质，色偏绿。

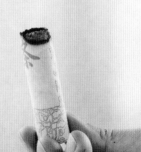 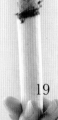

优质艾条：烟色淡白，烟雾由下而上缭绕。　　劣质艾条：烟色暗，燃烧火势猛烈易掉渣。

# 艾叶泡脚也驱寒

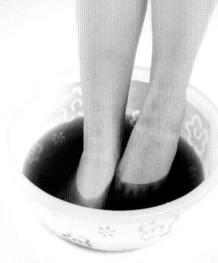

煮好的艾叶水自然降温到42℃左右再泡脚，中途不要加凉水。

很多人知道泡脚好，却不知道为什么好。这是由脚的特殊位置所决定的。脚位于人体的最下端，离心脏的位置最远，血液循环功能偏弱，因此气血流到此处时，能量严重衰减，再加上脚部皮下脂肪少、保暖能力差，所以脚的温度一般要低于正常体温。这也就能解释为什么不少人尤其是女性常常会感到脚部冰冷，哪怕是穿得很暖和或者放上暖水袋也无济于事。从养生的角度讲，脚一定要暖，千万不可着凉。

温水泡脚可以改善脚部的血液循环，减少体内各种代谢产物的堆积，有助于消除疲劳、驱寒保暖；还可以通过刺激脚部皮肤的神经感受器，调节人体内脏器官的功能。特别是在临睡前用温水泡脚，能对中枢神经系统产生温和的刺激作用，让大脑皮质进入抑制状态，改善睡眠质量。

正常人泡脚能够达到以上效果，然而阳气不足、阴盛寒重之人，仅仅用温水泡脚还不够，这时用艾叶煮水泡脚，则能达到较理想的效果。因为艾叶性温而辛香，能暖气血而温经脉，逐寒湿而止冷痛，对治疗胃部以下广泛部位的虚寒或者上盛下虚之症有良效。

操作时，先取 50 克艾叶撕碎放在锅内加水烧煮，待水沸腾后再煮 10 分钟，随后倒入泡脚盆中，等水温降至 42℃左右时，便可将脚浸于泡脚盆内，一直到全身微微出汗为止。

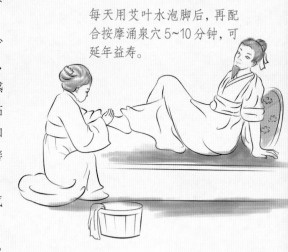

每天用艾叶水泡脚后，再配合按摩涌泉穴 5~10 分钟，可延年益寿。

# 在家自制艾条、艾炷

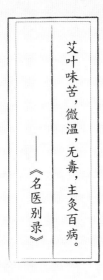
在艾灸过程中，不可缺少的就是艾条和艾炷，一般药店或网上都能买到成品，但自制艾条、艾炷也相当简单，容易操作。

首先要准备艾绒，可以购买由正规生产厂家用熟艾叶加工的现成艾绒，购买时注意，若艾绒生硬、不易团聚、燃烧时火势猛烈易掉渣而灼伤皮肤，则不宜采用。倘若是自己采集新鲜的野生艾叶，需要在去掉粗梗杂质之后，将艾叶置于阳光下暴晒干燥，然后捣碎，筛去尖屑、杂梗、泥沙等异物后，再反复晒、捣、筛数次，将其揉烂如棉，便可得到淡黄色、洁净细软的艾绒了。随后根据需要，将艾绒制成不同形状、大小的艾条、艾炷、艾饼备用。剩余的艾绒不用时，应放在干燥的容器内，注意防止潮湿和霉烂，天气晴朗时可取出反复暴晒几次。

## 艾条的制作方法

先将适量艾绒，用双手捏压成软硬适度、利于燃烧的长条形，然后将其置于质地柔软疏松但又较为坚韧的桑皮纸或纯棉纸上，再搓卷成圆柱形状，最后用糨糊或胶水将纸边黏合，并将两端纸头压紧压实，即可制成长约20厘米、直径约1.5厘米的清艾条。如果在艾绒中加入了其他中药成分，即可制成药艾条。

## 艾炷的制作方法

先将适量艾绒置于平底瓷盘内，随后用食指、中指、拇指将其捏紧，以较为紧实、不太松软为好，捻成上尖下圆的艾炷。根据治疗的需要，艾炷一般可做成拇指大、蚕豆大、麦粒大的大、中、小三种尺寸。

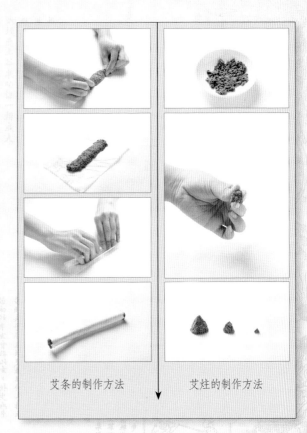

艾条的制作方法　　　艾炷的制作方法

# 性情温和的艾条灸

艾灸的操作，一般都较为简单，与针刺相比，它不需要专业的行针手法，灸的范围比较大，取穴也没有针刺严格。灸疗中适用的艾条和艾绒都有成品出售。购买时注意以金黄色、柔软如茸、无细梗等杂质的艾绒质量为好。艾条中有清艾条和药艾条两种，家庭温灸用清艾条即可。

艾条灸就是将点燃的艾条悬于施灸部位之上的一种灸法。艾火距皮肤一定的距离，施灸的时间为 10~20 分钟，以灸至皮肤温热红晕，又不至于烧伤皮肤为好，故又称其为悬灸。悬灸根据具体操作方法的不同，还可分为温和灸、雀啄灸、回旋灸。

温和灸。将艾条的一端点燃，对准所灸穴位或患病处，距皮肤 2~3 厘米，进行熏烧，使所灸部位既有温热感，又无灼痛感，一般每穴灸上 10~15 分钟，至皮肤稍有红晕就可。施灸者可将食指、中指置于施灸部位两侧，感知受热程度。

雀啄灸。施灸时，艾条点燃的一端与施灸部位皮肤之间距离并不固定，而是像鸟雀啄食一样，一上一下地移动。雀啄灸的热感要强于其他悬灸法，所以适用于急症和比较顽固的病症。

回旋灸。施灸时，艾条点燃的一端与施灸皮肤虽保持一定的距离，但灸条均匀地向左右方向移动，或反复旋转。这种灸法能够带来大范围的温热刺激，所以比较适用于五官科、妇科、风湿、神经麻痹等病症。

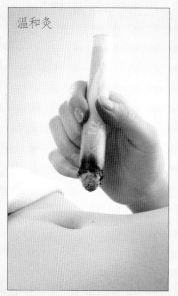

温和灸

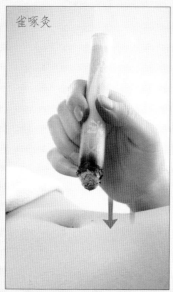

雀啄灸

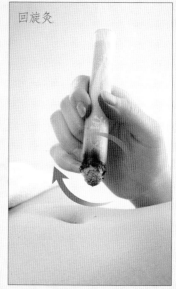

回旋灸

# 直接充足的艾炷灸

呕吐不食，灸中脘五十壮。

——（宋）窦材《扁鹊心书》

把艾绒做成大小不一的圆锥形，叫作艾炷。艾炷或小如米粒，或大似枣。每燃烧1个艾炷，称为1壮。灸疗过程中若将灸炷直接放在皮肤上进行灸疗，则被称为直接灸。操作时，先在施灸部位抹上凡士林等润肤油膏，以润泽保护皮肤；再根据病症选择大小适宜的艾炷，把艾炷放置于施灸穴位上面，点燃艾炷顶端。等艾炷燃烧至2/5或1/4处时，用镊子取下艾炷，换上另一艾炷继续灸，每次可灸3~7壮。

根据灸后有无瘢痕出现，艾炷灸又可分为瘢痕灸和非瘢痕灸两类。

瘢痕灸，又称为"化脓灸"。选择黄豆大或枣核大的艾炷，直接放在穴位上施灸。这种灸法之后局部会产生炎症，渐至化脓，古人称为"灸疮"或"灸花"，随着灸疮结痂脱落，局部有瘢痕组织形成，故得名。瘢痕灸是我国历史上应用时间最长的一种灸疗法。

非瘢痕灸，灸时先在施灸部位涂少量油膏，然后将艾炷放在穴位之上将其点燃。当患者感到皮肤灼痛时，即夹去或压灭艾炷，更换艾炷再灸，连续灸3~7壮。以局部皮肤出现轻度红晕为度。此种灸法不留瘢痕、不化脓，患者易于接受，应用比较广泛。

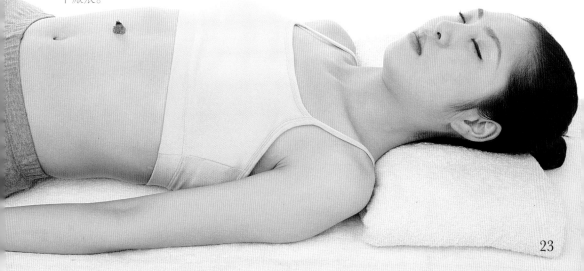

艾炷灸之前，在施灸部位涂凡士林等润肤油膏，不会留下瘢痕。

# 种类繁多的隔物灸

灸法用生姜，切片如钱厚，搭于舌上穴中，然后灸之。

——（明）杨继洲《针灸大成》

艾灸时，艾炷不直接放在皮肤上，而在中间垫上药物，称为隔物灸或间接灸。根据衬隔药物的不同，又可分为隔姜灸、隔盐灸、隔蒜灸、隔附子（饼）灸等。这种灸法火力温和，具有灸和药的双重作用，经常被用于一些慢性疾病的调理与治疗。

隔姜灸，即将新鲜生姜切成约0.5厘米厚的薄片，中心处用针穿刺数孔，上置艾炷，放在穴位上燃灸。当患者感到灼痛时，可将姜片稍许上提，旋即放下，再行灸治，反复灸治直到皮肤出现潮红为止。

隔蒜灸，即将大蒜切成约0.5厘米厚的薄片，中间用针穿刺数孔，放在穴位或肿块上（如未溃破化脓的脓头处）用艾炷灸之，每穴可灸5~7壮。因大蒜分泌物容易刺激皮肤，造成灸后起疱，故应注意皮肤的防护。

隔盐灸，又称神阙灸，本法只适于脐部。使用时让患者仰卧屈膝，以纯白干燥的食盐，填平脐孔，再放上姜片和艾炷施灸。如患者脐部凸出，可用湿面条将脐穴围成"井口"，填盐于其中再施灸。

隔附子（饼）灸，是将附子片或附子饼（将附子切细研末，以黄酒调和做饼，厚度约0.5厘米，直径约2厘米）作为间隔，上置艾炷燃灸。灸时，可不断更换附子片（饼）重复燃灸，直至皮肤出现红晕为止。

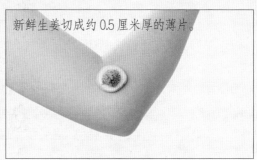
新鲜生姜切成约0.5厘米厚的薄片。

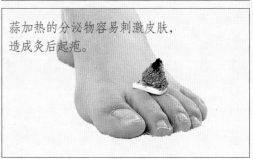
蒜加热的分泌物容易刺激皮肤，造成灸后起疱。

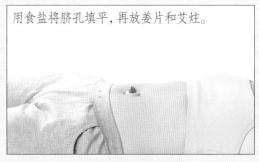
用食盐将脐孔填平，再放姜片和艾炷。

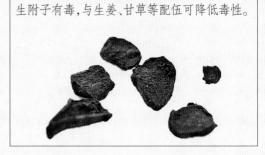
生附子有毒，与生姜、甘草等配伍可降低毒性。

# 简便好用的辅助工具

### 古人的温灸器——艾罐

古代的温灸器被称为艾罐。大多为银器、竹器、陶器等，大小如面碗一般。其中央是一个拥有十多个孔的小筒，放置艾粒；罐的底部也设有许多小孔。这样当罐筒中的艾粒被点燃之后，热量就可经过筒内和罐底的小孔，传导到皮肤表面的穴位上。

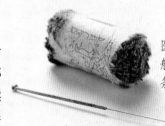

医生进行温针灸时，一般每次用1段或2段艾条段。

### 融合高科技的现代温灸器

现代温灸器，采用无烟艾条或艾油，通过微电子技术熏烤加热，将艾的气味和热量输送到经络穴位处。甚至有的温灸器还配有红外线、激光等发射装置，将光针与温灸相结合，可将体表温度控制在42~50℃。

### 针灸结合的温针灸

温针，又名热针、烧针尾、传热灸。是将针刺与艾灸相互结合的一种治疗方法，操作时，先将针具刺入腧穴，并提插旋捻得气，给予适当的补泻手法；最后留针时，再将纯净细软的艾绒捏在针尾上部，或用一段长约2厘米的艾条插在针柄之上，将其点燃施灸。当艾绒或艾条燃烧完毕之后，除去灰烬将针取出。

### 伴有声响的温灸——灯火灸

取一根灯芯草，以麻油浸之，燃着后，于应灸的腧穴上爆之。如果此时听到"叭"的一声响，即为1壮。其主要功能是疏风解表、行气化痰、清神止搐。灯火灸大多用于治疗小儿胃痛、腹痛、胀满等病症。

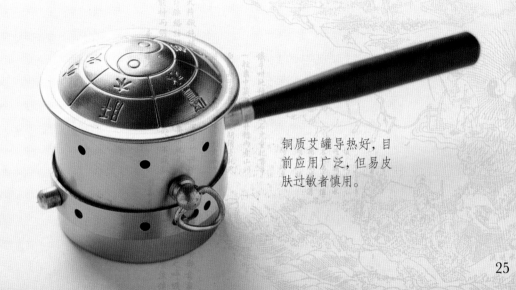

铜质艾罐导热好，目前应用广泛，但易皮肤过敏者慎用。

# 选好壮数很重要

取艾之辛香做炷，能通十二经，入三阴，理气血，以治百病，效如反掌。

——（清）吴亦鼎《神灸经纶》

时间是影响治疗效果的关键因素之一，《医宗金鉴》中有"凡灸诸病，必火足气到，始能求愈"的记载。因灸从久，所以灸疗都需要坚持一定的时间方可见效。

每燃烧1个艾炷，称为1壮，每灸1次少则三五壮，多则数十壮、数百壮。而其他灸法，像艾条灸、温灸器灸，一般都以时间来计算。例如，采用温灸器灸时，每个穴位每次可灸15~20分钟。

慢性疾病的灸疗，前三天每天灸1次，以后每间隔一日或二日再灸1次，连续灸治1~3个月为1个疗程，时间长者甚至可达半年或一年以上。如果是用于养生保健，则可以每月灸3~5次，不受时间限制，长期坚持效果更好。如果是治疗急性病，发作期间可灸一两次，等病情缓解之后即可停止，没有必要硬性规定治疗的时间和次数。除此之外，也可按年龄选择治疗的壮数，如成年人每次每穴可灸7~9壮，少年儿童每次每穴可灸3~5壮。

灸疗壮数（时间）的选择除了考虑病症跟年龄外，还应考虑到天时、地理等因素，如冬天或北方气候比较寒冷时，壮数（时间）宜稍多或长些；而夏天或南方气候偏于温暖时，壮数（时间）可稍少或短些。病在浅表灸量要小，病在深处灸量要大；所取穴位皮肉浅薄者，宜以小灸量，皮肉厚实者，宜以大灸量。如果以身体部位来定，腰背部、四肢可多灸一些；头面部、胸部可少灸一些。

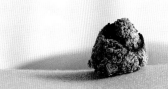

三五个艾炷同时灸治，扩大了灸疗的部位和效果，也能节省施治的时间。

# 快速取穴有妙招

灸疗属于中医经络疗法的一部分，是穴位经络、药物渗透、温热效应三位一体的综合治疗，因而灸在何处就显得非常重要。要想获得满意效果，除了合适的灸疗壮数（时间）外，还得选择正确的位置，就是选穴。

## 在疼痛部位找穴位

许多人艾灸，常常因为不清楚穴位的具体位置，不知从何下手。其实最简单的办法就是在病痛或者不舒服的部位直接进行灸疗，这便是中医经络学中的"近部选穴"法。凡是局部出现疼痛、肿胀、僵硬、条索状突起等异常现象，说明这里一定存在着筋脉拘急、气血不通的情况，中医将它称为"阿是穴""不定穴"。

## 跟着经络走向找穴位

其实穴位的分布都有一定的规律可循，所以如果能花点时间稍微了解经络知识，那就更好了。例如，与脏相连的肯定是阴经，不管是上肢还是下肢，阴经都应该在腹侧或者前侧；而与腑相连的一定是阳经，不管是上肢还是下肢，阳经必定在背侧或者后侧。若再仔细划分，太阴、阳明走在外，厥阴、少阳走中间，少阴、太阳走在里。所以，当你实在不知道穴位的具体位置时，只要沿着经络的大概路线循经寻找，距离穴位的真正位置就不会太远了。

## 依据阴阳理论找穴位

关于中医，人们听到最多的就是"阴阳"二字，经络穴位的分布也是如此。如"头为诸阳之会"，头在上为阳，也就是说人体大部分的阳经，都会上行于头，所以阳经的穴位集中在人的头面部。相反，脚在下为阴，尤其是储藏人体精气、主管生长发育的足少阴肾经，即起于足底，再加上足厥阴肝经、足太阴脾经，皆发源于足趾，因此，踝部以下的穴位，大部分都是阴经之穴。躯干部位同样如此，若要找阳经之穴，到背部去寻；若要找阴经之穴，到腹部去寻即可。明白了这一点，寻找穴位就会容易很多。

## 按照黄金分割津找穴位

对于一些没有学过中医，不知穴位分布于何处，而又想采用灸疗的人，还有一个比较简单的找穴方法，就是按照黄金分割律找。

因为人体的许多重要穴位，大都分布在0.618这个黄金分割点的附近。所以，在人的躯干或肢体部位，对其长度按照0.618的黄金律加以分割，然后对此处进行灸疗，通常可以起到养生保健、防病祛疾的作用。

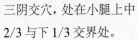

三阴交穴，处在小腿上中
2/3 与下 1/3 交界处。

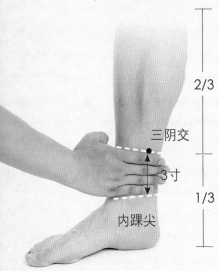

足三里

1/3

2/3

足三里穴，则在小腿
1/3 与中下 2/3 交界处

2/3

三阴交

3寸

1/3

内踝尖

人中穴，位于发际
至额底的上中 2/3
与下 1/3 交界处。

2/3

人中

1/3

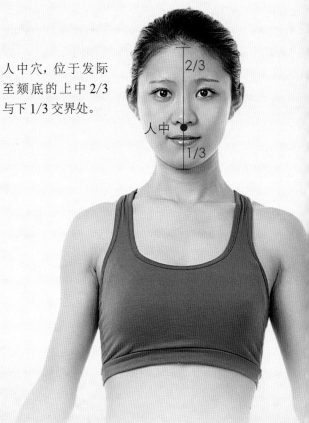

涌泉穴，位于足趾与足跟的
前 1/3 与中后 2/3 交界处。

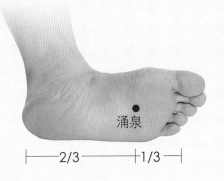

涌泉

2/3 1/3

## 骨度分寸定位找穴

骨度分寸定位法，是古老而传统的找穴方法。所谓骨度分寸，就是先确定人体某个部位的具体长度。例如，人的头部，从前发际至后发际的长度是12寸；上腹部，从剑胸结合到脐中为8寸。然后，再将这个长度划分为若干个等份，比如头可分为12个等份，上腹部分为8个等份。这个长度和划分的标准，在中医里面称为"寸"，但此"寸"不是度量衡市制中"寸"的概念，而是指经络理论中特定的"同身寸"。

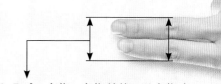

**1.5寸：** 食指、中指并拢，以中指中节横纹处为准，其宽度为1.5寸。

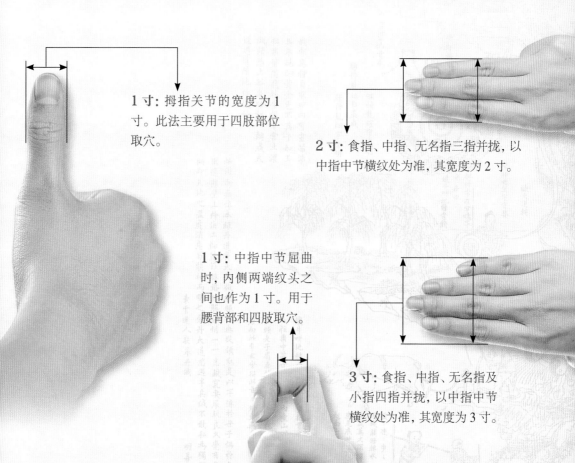

**1寸：** 拇指关节的宽度为1寸。此法主要用于四肢部位取穴。

**2寸：** 食指、中指、无名指三指并拢，以中指中节横纹处为准，其宽度为2寸。

**1寸：** 中指中节屈曲时，内侧两端纹头之间也作为1寸。用于腰背部和四肢取穴。

**3寸：** 食指、中指、无名指及小指四指并拢，以中指中节横纹处为准，其宽度为3寸。

# 艾灸的禁忌证及注意事项

虽然古往今来，使用灸疗的人多之又多，方法简便又安全，但应用时仍必须注意，有以下情况时避免艾灸。

中医范畴内的实热证或阴虚发热病症，如高热、高血压危象、肺结核大咯血、严重贫血、急性传染性疾病，患病期间不宜进行灸疗。患有器质性心脏病伴有心功能不全、精神分裂症者不宜进行灸疗。面部、颈部以及大血管经过的体表区域、黏膜附近不宜进行灸疗。过饥、过饱、大量饮酒、精神情绪过于激动、极度疲劳的情况下不宜进行灸疗。皮肤痈疽疮疖发作期间，局部红肿热痛者不宜灸疗。处于孕期或经期的女性，腰腹部位不宜进行灸疗。

渊腋……不可灸，灸之不幸，生肿蚀马刀伤，内溃者死。

——（晋）皇甫谧《针灸甲乙经》

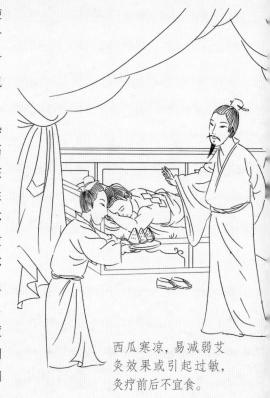

西瓜寒凉，易减弱艾灸效果或引起过敏，灸疗前后不宜食。

## 施灸过程中的注意事项

| 施灸步骤 | 注意事项 |
| --- | --- |
| 施灸前 | 根据被灸者的身体素质和疾病情况，确定灸疗方法并选好穴位。病情需要瘢痕灸时，须事先取得被灸者的同意 |
| 施灸准备 | 告之被灸者注意事项，以取得合作与配合；让被灸者自己选择一个既暴露穴位，又平正舒适的体位，利于灸疗 |
| 施灸中 | 密切观察被灸者的身体状况，调节好灸疗的时间。施灸壮数上，腰背部、腹部可稍多，胸部、四肢可少些，头颈部最少。施灸时间上，青壮年时间宜长，壮数稍多；老人、小儿时间宜短，壮数稍少。艾条熏灸时，近则烫伤皮肤，远则影响效果，故应常询问被灸者温热感是否恰当，探视被灸处皮肤潮红程度有无变化 |
| 施灸之后 | 立即熄灭灸火、去除艾灰，将用过的艾条放入密闭的瓶中，以防死灰复燃或烟火、艾灰掉落，而灼伤被灸者的皮肤或衣物。让被灸者休息片刻后，再外出行走运动 |

# 日常保健，脚部、腰部宜常灸

"寒从脚入，湿从腰入"，这句俗语提醒大家要注意脚部和腰部的防寒与保暖，为什么呢？

首先说脚，从五行上来讲，心属火，脚恰恰位于离心脏最远的地方，又处于身体的最低端，当血液被心脏挤压出来，循环之后运行到脚部的时候，心脏所输出的能量已经衰减到最低了，气血流动的速度也比较缓慢，脚部自然就成了人体阳气最弱的地方。脚，阳气最弱而阴气最盛，所以它也就成了外界各种寒冷因素较容易侵袭的地方。也正因如此，现代人养生保健，定要经常以纯阳之艾火，灸脚部的申脉、至阴、太溪、太冲、然谷、隐白等穴，每穴 5~10 分钟，既可益气壮阳、散寒通络、振奋体内阳气，也可使人精气充盈、气血旺盛、无病少病。

腰位于身体的正中间，围绕在肚脐四周，上有脾胃，下有肾与膀胱，可谓是起到枢纽的作用。《黄帝内经太素·营卫气》说："中焦如沤、下焦如渎。"简单来讲，中焦指的是人体的上腹，脾胃二脏都属于中焦，中焦的主要作用就是消化食物，并汲取其能量供给身体各处；下焦是指小腹，肾、膀胱都属于下焦，主要作用是排泄身体各处产生的垃圾及中焦送来的糟粕。如果饮食生冷、运化受阻、阳气不足、排泄不畅，无论是脾胃、肾、膀胱哪个出现问题，湿邪首先侵犯的必是腰腹。正是源于此，人们才常说"湿从腰入"，平时养生时多灸腰腹部位的气海穴、神阙穴、关元穴、肾俞穴、大肠俞穴、膀胱俞穴等，用艾条回旋灸，每穴 10~15 分钟，可健脾运化、补肾气、运膀胱助津液气化。

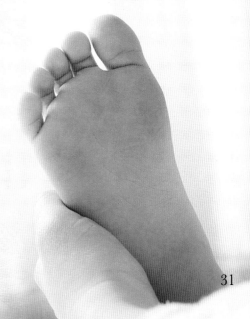

在寒冷的秋冬季，女性睡前用艾条雀啄灸隐白穴 5~10 分钟，可缓解寒凉引起的痛经、腹泻等。

# 古人认为灸出疮花能"开门驱邪"

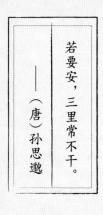

若要安，三里常不干。

——（唐）孙思邈

造成皮肤灸伤起疱的主要原因，可分为无意和有意两种。无意者大多是因灸疗时温度或时间没有控制好，或艾灰脱落、操作失误等引起的。而有意者则不同，是专门为了"灸疮"而来。在中国传统医学中有一种观点认为，引出"灸疮"是"开门驱邪"，只有发出灸疮"风寒乃出""如不得疮发脓坏，其疾不愈"，故在古人眼里瘢痕灸（化脓灸）有着其他灸法无法比拟、十分独特的治疗效果，至今在针灸疗法中仍占有一席之地。虽然疮花有碍观瞻，但是古人认为"能忍一顷之灸，便有再生之理"（宋《备急灸法》）。

如唐朝药王孙思邈提出"若要安，三里常不干"，这里所说的三里常不干，就是指在足三里穴使用化脓灸，使其不断有分泌物渗出。清代李守先在其著作《针灸易学》中也强调"灸疮必发，去病如把抓"，可见古人对疮花的推崇。

"灸疮"产生的水肿或水疱，医学上将其称为灸伤。灸伤的程度和相应的处理方法可见下表。

## 灸伤的日常护理

| 类别 | 损伤程度及表现 | 愈合时间 | 有无瘢痕 | 护理方法 |
|---|---|---|---|---|
| Ⅰ度灸伤 | 局限于皮肤基底层以上组织 | 5~8天 | 无 | 若水疱直径在1厘米左右，此时可不做任何处理，待其被吸收即可。若水疱直径为2~3厘米，多数会自行破裂，待水流尽可涂点龙胆紫，以预防感染；千万不可剪去疱皮，需待其结痂自愈 |
| Ⅱ度灸伤 | 皮肤基底层被破坏，但未损伤到真皮组织，患处发生水肿、溃烂、体液渗出等 | 7~20天 | 永久性浅在瘢痕 | 创面如有水疱，可在第5天去疱放水，并暴露被破坏的基底层。为了防止感染，可使用一些杀菌软膏局部敷贴，每4日换药1次，待其自愈 |
| Ⅲ度灸伤 | 大部分或全部真皮组织受到破坏，皮肤发生干枯变白、水肿溃烂 | 20~50天 | 较厚的永久性瘢痕 | 直接敷贴消炎软膏即可，每4日换药1次。创面流出的无菌脓液不必清理，直到结痂自愈为止 |

# 在家灸疗需防烫伤

虽然古人认为艾灸不出艾疮、不发脓病好不了，但是一般在家操作时还应注意避免被烫伤。大多数的无损伤灸疗（温和灸）操作都比较简单，只要被灸者自我感觉温度舒适、皮肤泛出潮红即可。

## 艾条灸

可先点燃艾条，随后放置在距被灸穴位2~4厘米处，或上下或回旋进行施灸，此时局部皮肤可有温热感出现，距离不宜太近，以免引起灼伤疼痛。每次灸灼时间为15~30分钟。若灸灼过程中艾灰较多，应及时将艾灰置于碗盘中，以避免烟火脱落烫伤皮肤。

## 艾炷灸

选择大小适宜的艾炷，随后在施灸部位涂上凡士林等物，使局部具有黏附作用，再将艾炷放置于被灸穴位的上方，点燃艾炷顶端。等到艾炷燃烧至2/5或1/4处时，用镊子取下艾炷放入碗盘，再换上另一艾炷继续点燃，一般每次可灸3~7壮。

## 隔物灸

应事先准备好蒜、姜等物品，如厚度为0.2~0.5厘米、直径约2厘米的鲜姜片，或横切好的鲜蒜片或捣成0.5厘米厚的鲜蒜泥，或已制好的现成附子饼等，敷于穴位处，脐部也可敷上食盐，再进行艾灸。等到被灸者有灼热感时，即可更换艾炷，连灸3~5壮。

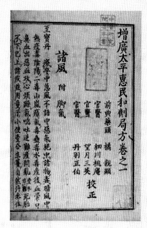

宋代医学典籍《太平圣惠方》中提出7天为1个疗程的艾灸方案。

## 温灸器

在被灸的穴位处，敷上事先准备好的药物，或涂抹上芳香植物精油，随后将温灸器调整到与穴位合适的距离，开启温灸器的电源开关即可。灸疗时间控制在20~30分钟。中途也可根据被灸者的感觉或治疗的需要，随时调整距离及穴位。

## 冷灸

施灸前先将药物研细捣烂，将其敷贴于所灸的穴位处。由于冷灸的药物多数需要敷贴一段时间，故贴后应及时观察穴位的局部情况，若出现难以忍受的疼痛或者过敏，应立即去除药物。

33

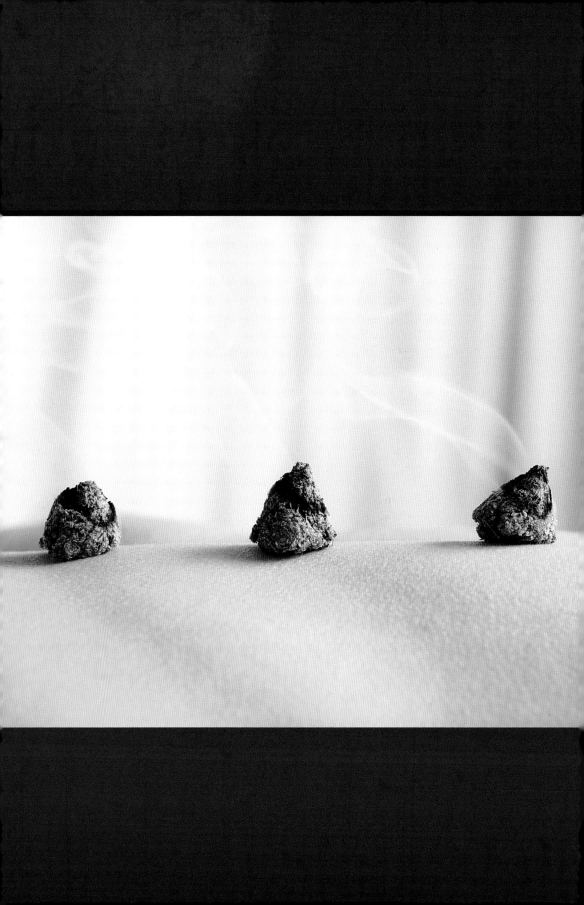

# 第三章

# 四季保健灸

## 将寒湿挡在身体之外

# 三伏灸和三九灸

不少人都知道"冬病夏治"，还积极响应"三伏灸"，每年的三伏天，许多医院的中医科、针灸科常常是门庭若市。而人们对冬季的"三九灸"则知之甚少，很多人往往吃补膏、喝补酒，却忘了还有一种更适合冬季使用的进补方式——艾灸。因为人体中的阳气与自然界中的阳气一致，都生于春、旺于夏、收于秋、藏于冬。三九严寒，正是大自然阳气最弱、阴气最盛的时候，此时施用灸法，正可以利用冬季万物生机潜伏于内、闭藏不泄的生理特点，益气壮阳、祛阴散寒、滋补强身。同样，三伏暑热，是大自然阳气最强、阴气最弱的时候，人的皮肤毛孔张开、体内新陈代谢旺盛，此时使用艾灸疗法，既有利于药物的快速渗透与进入，又可借助炎热的气候环境，驱除体内的阴寒之气。正是源于以上两点，才有中医著名理论"冬病夏治，夏病冬防"。

"三伏灸"和"三九灸"简单来说就是在一年中特定的日期进行的两种艾灸疗法。三伏灸选的是头伏的第一天、中伏的第一天和末伏的第一天；三九灸选的是一九、二九、三九的第一天。在这些天，将有刺激性的药物敷贴在人体的穴位上，不同于艾条和艾炷灸，这种方法不用火，又名冷灸，但效果是一样的。如果不想去医院，也可在家艾灸。

"三伏灸"和"三九灸"在我国古代就已经相当流行了，体现了古人一直倡导的天人合一的思想。但是并不是所有的病症都适合在三伏天灸疗，一定要根据医生的诊断。还有不少人认为"三伏灸"的时间越长效果越好，其实不然，灸疗的时间一般根据患者的性别和体质而定。

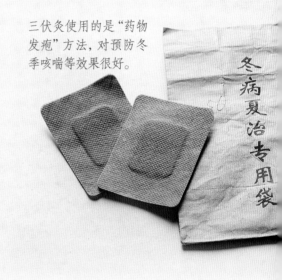

三伏灸使用的是"药物发疱"方法，对预防冬季咳喘等效果很好。

在三伏天或者三九天艾灸的时候，要注意午时前后是最佳治疗时间，但是现在大部分医院中午都休息，所以选择上午10~11点的时候最佳。

此外，在进行"三伏灸"或"三九灸"时，还必须注意适当地忌口。如治疗期间，不宜大量进食海鲜、鸭肉、鹅肉、苦瓜、西瓜等过于寒凉的食品，以免引起过敏或者减弱治疗的效果。

# 三伏灸与三九灸疗法对比

| 项目 | 三伏灸 | 三九灸 |
|------|--------|--------|
| 敷贴时间 | 头伏第一天<br>中伏第一天<br>末伏第一天 | 一九第一天<br>二九第一天<br>三九第一天 |
| 当天最佳时间 | 中午 12 点最佳<br>上午 10~11 点次之 | 中午 12 点最佳<br>上午 10~11 点次之 |
| 贴穴时间 | 成年人 2~4 个小时<br>儿童 1~2 个小时 | 成年人 2~3 个小时<br>儿童 0.5~1 个小时 |
| 敷贴穴位 | 大椎、膏肓、肺俞等穴 | 大椎、风门、命门、肺俞、心俞、中脘、神阙、气海、足三里、三阴交、涌泉等穴 |
| 主治病症 | 支气管哮喘、慢性支气管炎、过敏性鼻炎、慢性咳嗽、慢性胃肠炎、消化不良、胃溃疡、慢性腹泻、风湿与类风湿性关节炎、强直性脊柱炎、骨质增生、颈肩腰腿痛等冬季或寒冷时较易发作的疾病 | 诸多慢性疾病，关节退行性病变、胃肠道疾病、面瘫等冬季高发性疾病 |
| 禁忌人群 | 孕妇、心脏病患者、阴虚火旺体质者、皮肤严重过敏者 | 孕妇，心脏病患者，瘢痕体质者，肺结核、支气管扩张等病症的患者 |
| 正常反应 | 贴药后局部皮肤微红或者有色素沉着、轻度瘙痒等不影响疗效的反应均为正常反应 | 局部皮肤产生红晕或者因贴药时间过长而导致的水疱属于正常现象 |
| 不正常反应 | 贴药后局部皮肤出现刺痒、疼痛、灼热或者出现红肿、水疱现象的应咨询医生 | 局部皮肤疼痛难忍或者产生过敏现象应咨询医生 |

# 春时防风守四关

## 合谷穴、太冲穴

春季属风、主木，万物升发、风起云涌，特别是在冬寒未尽、春暖初萌之时，气候常常因冷热气团来回交织，时冷时热，很容易造成体温调节机制紊乱、免疫功能下降，而诱发各种传染病，以及呼吸系统、消化系统、精神心理等异常。因而春季养生保健，应特别重视协调好人与自然环境，人体内部各个脏器、气血阴阳之间的平衡，预防疾病的发生。此时，选择人体中的"四关"穴位施灸，可以固守关防、御敌于外。所谓"四关"，并非一个穴位的具体名称，而是由两手背上的合谷穴、两足背上的太冲穴所形成的穴位配伍组合。四穴如同四个严密固守的关口，时刻捍卫着人体的健康与安全，所以古人非常形象地将其称为"四关"。

### 合谷穴

合谷穴内通于胃，属于手阳明大肠经的穴道，是一个重要且相当好用的穴位。之所以叫"合谷穴"，与它的位置有很大关系。合谷穴位于大拇指与食指之间的虎口，从外形来看，两个手指类似两座山，中间的虎口犹如一个山谷，故得名。合谷作为手阳明经的"原穴"（脏腑的元气经过和停留的部位），是大肠经气聚居之地。肺主外表，面部的各种状况均与肺的病变有一定关系，而大肠与肺又互为表里，所以灸疗合谷穴不仅能够疏解肺气，而且能够治疗胃肠不适。除此之外，中医理论中还有"头面合谷收"的说法，意思就是大凡头面部的不适与疾病，都可取合谷穴而解，如点燃艾条，以雀啄灸的方法灸疗合谷穴 10 分钟左右。

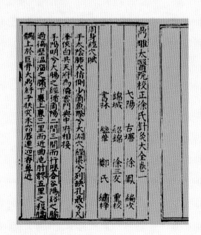

明代医学典籍《针灸大全》载：合谷是手阳明大肠经的原穴。重点保养可防病强身。

日常生活中经常会遇到牙痛、胃痛、头疼等难忍的疼痛，这个时候用手指指腹用力拿捏合谷穴30~50次，可缓解疼痛。除此之外，黑眼圈、腹泻、肠胃不适等都可以按揉合谷穴来缓解，甚至鼻子过敏的人，经常按压合谷穴，持之以恒，也会收到意想不到的效果。不过，需要注意的是孕妇禁用合谷穴，易导致流产。

## 太冲穴

太，也就是最大的意思；冲，指水液的流动。太冲穴位于足背上第1、第2跖骨结合部之前凹陷处，为人体足厥阴肝经上的重要穴位之一。太冲穴主要关联的脏腑为肝，是人体藏血的宝库，所以按揉、灸疗太冲穴能够疏泄肝气、顺畅血液流通。在五脏中肝为将军之官，五行中属木，四季中属春，易动怒，而动怒易伤肝，更累及体内脏腑。所以无论是外界风邪侵袭，还是体内阴血虚亏，都与肝息息相关。而太冲穴作为肝之"原穴"，用艾条回旋灸太冲穴10分钟，既可补肝血之不足，又能疏肝气之失调，平衡气血阴阳之紊乱。

感冒初期，人们会有鼻塞、流鼻涕、头疼、咽痛、周身不适等症状，按揉太冲穴可以缓解感冒带来的头痛等不适，配合热水泡脚，效果更佳。

将合谷穴与太冲穴这"四关"配合灸疗，可调治体内气血之病。

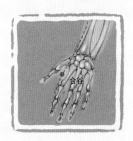

在手背，第2掌骨桡侧中点处。

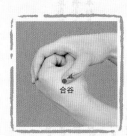

轻握拳，另一只手握拳处，拇指指腹垂直下压处。

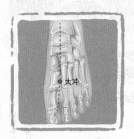

第1、第2跖骨间，跖骨底结合部前方凹陷处。

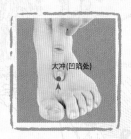

沿第1、第2趾间横纹向足背上推，可感有一凹陷处。

# 冬病夏治灸阳经

## 大椎穴、风门穴

每年六月以后，气温越来越高，进入了在五行中属"火"的夏季，特别是七八月份的"三伏天"，更是阳光四射、暑热逼人。根据中医"春夏养生，重在养阳"的理论，此时正是补益人体阳气的最佳时机，许多在冬季多发易发的寒证，完全可以利用这种季节上的温差变化"冬病夏治"。中国古代先民多以农耕为主，脸朝黄土背朝天，因此，中医将背部、上身归之于阳，腹部、下身归之于阴。再者，人的阳经——督脉和足太阳膀胱经，就运行于背部。故夏季养生、冬病夏治，不取背部阳经之穴，又有何经何穴能担当这一重任？

### 大椎穴

大椎穴，古人又称它为百劳穴，顾名思义，就是该穴能解身体劳累和虚损。身体尤以上背部近头颈部阳气最盛，为阳中之阳，而大椎穴便是这阳中之阳的重要之穴。同时，大椎穴还是手足三阳经与督脉相会之处，所以艾灸大椎穴，就能够贯通手足各条阳经之气，既可清热解毒，又能通阳活血；既可治疗各种热证、阳证、实证，驱邪外出，又能对付各种寒证、阴证、

虚证，强壮身体。明代医学家张介宾在其著作《类经图翼》中就曾指出：艾炷灸大椎穴可治疗瘿气（甲状腺功能亢进症）。在《千金要方》中也有关于艾灸大椎穴的记载："眼暗，灸大椎下，数节第十当脊中，安灸二百壮，惟多为佳，至

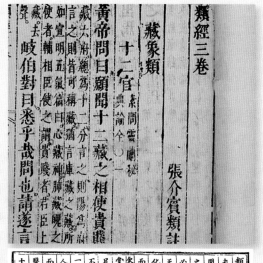

《类经图翼》认为：心藏神，肺藏魂，阳经得温煦即可滋心肺、养神魂。

验……肺胀胁满，呕吐上气等病，灸大椎并两乳上第三肋间。"讲的是根据病症采取不同的艾灸治疗方法。一般灸疗时，将艾条点燃，高悬距大椎穴 2~4 厘米处，熏灸 15~20 分钟；或者用手掌心按揉大椎穴 10~20 次，以产生温热感为宜，同样能够起到缓解疲劳的作用。

## 风门穴

位于足太阳膀胱经中的风门穴，实际上是人体抵御以风邪为首的各种病邪侵袭的一个重要屏障。此门一开，病邪长驱直入；此门紧闭，可保身体平安。魏晋时期皇甫谧在《针灸甲乙经》中就曾说过，头痛、鼻塞、打喷嚏、流鼻涕等症状，取风门即可解决。在中医理论中经常将侵袭人体、诱发疾病的外在因素，分为风、寒、暑、湿、燥、火六类，称之为"六淫"，也叫"六邪"，其中风邪位居首位。例如人们常见的感冒，就时常被称为伤风；此外，风邪还非常喜欢与其他病邪结伴而来，什么风寒、风热、风温、风湿，诸如此类即是例证。风邪侵犯人体，脏器中的肺以及肺所主管的皮肤往往是首当其冲。在现代疾病谱中，各种过敏性疾病日益增多，例如，急慢性湿疹、支气管哮喘、过敏性鼻炎、皮肤瘙痒等，而中医以为这些都是风邪所致，所以用艾条温和灸治风门穴，不仅可疏风解表、宣肺透邪、抗敏止痒，还能抵挡外邪、增强和调节人体免疫功能。

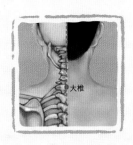

在脊柱区，第 7 颈椎棘突下凹陷中，后正中线上。

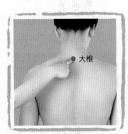

低头，颈背交界椎骨高突处椎体，下缘凹陷处。

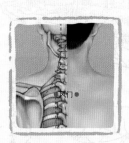

在脊柱区，第 2 胸椎棘突下，后正中线旁开 1.5 寸处。

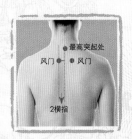

低头，颈背交界处椎骨高突向下推 2 个椎体，下缘旁开约 2 横指处。

# 秋季防凉健脾胃

## 足三里穴、丰隆穴

灸三里可使元气不衰，故称长寿之灸。

——（日）代田文志《针灸真髓》

秋季处在夏火冬水之间，故二十四节气中有"秋分"一气，寓意天地之中阴阳各半、夏冬之分。因此，随着夏去秋来、酷暑渐去，人体养生保健的重点，也必须按照"天人相应"的原则，由养阳向养阴过渡，并为以后的冬令进补做好准备。五行中秋季属金，气候干燥、水分缺乏，最易伤肺，是呼吸道疾病等的多发季节，所以此时既不可贸然进补，又要预防各种疾病的发生，关键是要调益肺气，提高和强化身体的免疫代谢功能。根据五行中"实者泻其子，虚者补其母"的理论，生金须培土，补肺须健脾，通过增强人的饮食、消化与吸收功能，尽可能多地为机体摄取所需要的各种营养物质，一方面弥补因夏季高温新陈代谢剧烈所造成的营养损耗和缺失，另一方面又为严寒主藏的冬季储存好丰富的能量。

### 足三里穴

若要选经络穴位健运脾胃，首穴非足三里不可。它能补能泻、可寒可热，不仅能够疏经通络、消积化滞、祛风除湿、瘦身减肥，而且可以健脾和胃、益气生血、防病保健、强壮身体。

上至头面、呼吸道疾病，中到脾胃、消化功能紊乱，下至尿路感染、月经不调，都能通过艾灸足三里穴进行调理。故足三里穴，是人体诸多经穴中较具有养生保健价值的穴位之一，被誉为养生保健"第一要穴""长寿穴"，连日本的谚语中都有"勿与不灸足三里之人行旅"之说。经常温灸足三里穴，采取回旋灸，每次灸

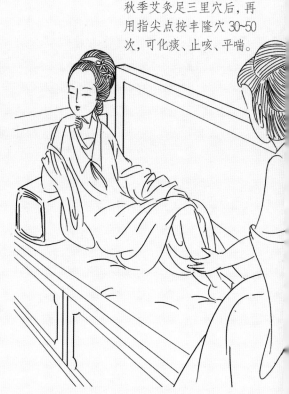

秋季艾灸足三里穴后，再用指尖点按丰隆穴30~50次，可化痰、止咳、平喘。

15~20 分钟，可激发体内经气流动。平时可每天用食指按压足三里穴 20~30 次，以局部有较强的酸胀感为宜，亦可达到不错的效果。

## 丰隆穴

秋季艾灸养生，还可将足三里穴与丰隆穴配伍。丰隆穴位于小腿前外侧，这个穴位较为敏感，所以在按摩时可能会有轻微的疼痛感。丰隆穴在经脉中属于足阳明经的"络"穴，就是络脉之穴，主联系各条络脉。所以，丰隆穴可沟通阳明、太阴两经，手足阳明经属阳，根据走向关联到脏腑中的胃与大肠；手足太阴经属阴，根据走向关联到脏腑的肺与脾。两经互为配合，则胃、大肠、肺、脾四者相通，一荣俱荣，一损俱损。因而灸治该穴时，既能治手太阴肺经的感冒、咳嗽、咯痰、气喘、咽痛等，又可疗足太阴脾经的食欲下降、营养不良、便秘、泄泻等。同时，中医认为，秋季主肺、主燥、易伤

津化痰，而"脾胃为生痰之源，肺为储痰之器"，故要化肺中痰液，先当运胃中水谷，而丰隆穴就具有此等功效，若要以一个词来概括丰隆穴的特长，便是"化痰"。

灸疗时，可采用回旋灸或者雀啄灸，每次灸 15~20 分钟。除了艾灸疗法之外，还可以点按丰隆穴 30~50 次，同样能够达到化痰、止咳、平喘的作用。

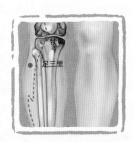

在小腿前外侧，犊鼻穴下 3 寸，犊鼻穴与解溪穴连线上。

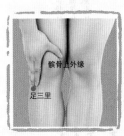

同侧手虎口围住髌骨上外缘，余 4 指向下，中指指尖处。

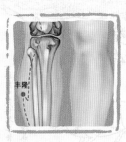

在小腿外侧，外踝尖上 8 寸，胫骨前肌的外缘处。

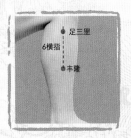

坐位屈膝，先找到足三里穴，向下量 6 横指，凹陷处即是。

# 冬令温灸更驱寒

## 中脘穴、气海穴

霍乱吐泻……尤宜灸上脘、中脘、神阙、关元等穴。

——（宋）王执中《针灸资生经》

冬季属阴、五行为水、主收藏，是一年中阴气弥漫、阳气微弱的时候，此时人与自然界均处在收敛封闭、潜藏休养的状态，所以，它也就成了适宜人们进补的时期。按照中国人的习惯，自每年的冬至（12月22日或23日）起，到来年的立春（2月4日或5日）或春分（3月22日），都会服用点补品。其实，艾灸也可以进补，而且是一种非常好的进补方法。

中医所说的进补无非两件事：补先天之精、益后天之气。然先天之精，由禀赋而定，也就是天生的；后天之气，为水谷所化，说得直白一点就是人的生活规律、饮食作息。因此重要的还是强壮后天脾胃之气，就如宋人张来所讲"大抵养生求安乐，亦无深远难知之事，不过寝食之间耳"。寝指的是睡眠休息，食指的是饮食营养，其中饮食营养又与人的脾胃功能关系密切。所以，冬令进补，除了补肾以外就是运脾胃、生气血。

### 中脘穴

中脘，又名太仓，是胃之"募"穴。古时"募"与"膜"字相通，胸腹曰募，脊背曰俞。因而，中脘穴可反映胃的运化功能。胃的受纳一旦出现障碍，就会影响人的消化、吸收、代谢功能，导致机体营养不良、各项生理机能减弱，故中医有"得胃气者生，失胃气者死"的说法。而灸疗中脘穴，一般回旋灸15~20分钟，即能调胃和中、补虚益气、健脾化湿，改善消化功能，促进各种营养物质的吸收与代谢。宋人王执中

《针灸资生经》书影（钦定四库全书本），书中提到治疗呕吐、腹泻等，皆可取中脘穴治疗。

在著作里提到霍乱止泻、消化不良可艾灸中脘穴，在孙思邈的《千金要方》中也有"霍乱肠鸣、腹痛胀满，则艾灸中脘穴"的记载。平时用食指指腹按揉中脘穴 30~50 次也可达到不错的效果。

## 气海穴

凡天地之中，江河湖水最后汇聚之处，才能称为海；人体之中，诸气诸血相聚部位，方有资格被誉为"气海"或"血海"。气海穴，乃生气之海，大气所归，是肾气、精元之气汇集的地方。肾中之气乃人之元气，来自父母的遗传，又经过脾胃后天的滋养，所以存储于此，肾气在经络中运行，前走任脉从而生其阴，后走督脉才能壮其阳。所以艾灸气海穴，能够滋阴壮阳、健脾益肾，让气血生生不息。《圣济总录》记载："气海者，是男子生气之海也。"另外，

中医认为有形之血难以速生，无形之气可以急补，所以人之虚损，补气为先；补气之穴，气海为先。《黄帝内经·素问》认为"正气存内，邪不可干""邪之所凑，其气必虚"，正是因为邪湿是万病之源，体内气血充盈，才能抗邪抵湿，所以灸疗气海穴对湿邪为患、气机不畅所导致的各种疾病均有疗效。临床上，温和灸气海穴15 分钟左右，每天 1 次，对内科、男科、妇科等常见病症，效果显著。如果再以食指、中指并拢，按揉气海穴 50~100 次，则效果更好。

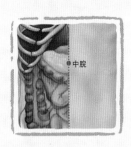

在上腹部，脐中上 4 寸，前正中线上。

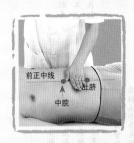

在上腹部，肚脐中央向上 5 横指处。

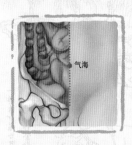

在下腹部，脐中下 1.5 寸，前正中线上。

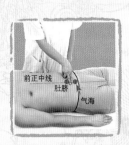

在下腹部，前正中线上，肚脐中央向下 2 横指处。

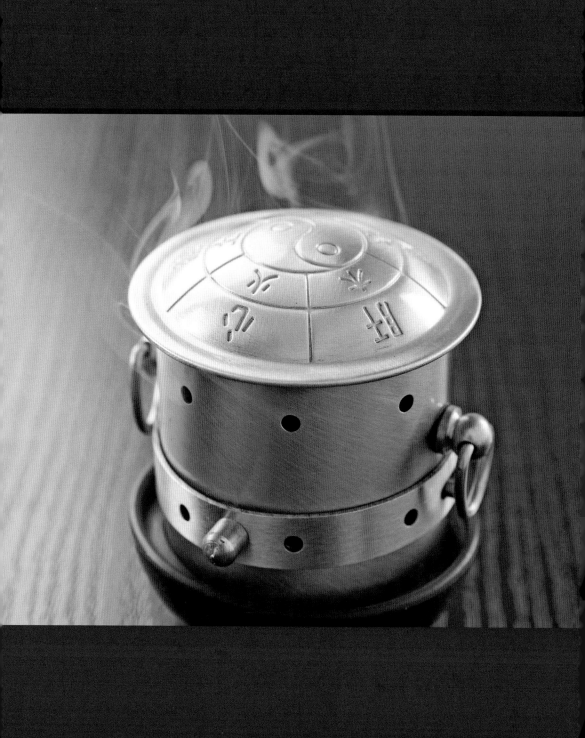

# 第四章

# 驱寒暖子宫

## 让艾做女性的「保护神」

# 女性体寒，更适合艾灸扶阳

（艾叶）能回垂绝之元阳，通十二经，走三阴，理气血，逐寒湿，暖子宫……

——（清）吴仪洛《本草从新》

来找我看诊的多数是女性，她们大致分为两类：一类是年纪轻轻的小姑娘，多数时候由妈妈陪着来，不是月经不调，就是痛经，要么满脸的青春痘；还有一类是40岁以上的女性，更年期快到了，睡不着、心烦，各种问题都找上来了。我常常对她们说："艾灸是你们的'保护神'，如果能够坚持在家艾灸，我的诊室就可以关门了。"

为什么这么说呢？女性为阴柔之体，最大的问题首推阳气不足、体质过寒，加上现代女性多数不怎么运动，很多人都有经络不通畅的现象，很容易手脚冰凉、宫寒、胃寒……经络不通，身体处处淤堵，烦恼不就来了？而补充人体阳气的好方法就有艾灸，对女性的寒性体质特别有效。

艾灸时女性容易出现艾火传导的现象，也就是感觉热力在全身走窜，这说明阳气在沿着经络蔓延，打通身体的穴道，为身体补充阳气。阳气充足，抵抗力就增强了，不容易被疾病入侵，身体自然健康。

还有一个有意思的现象，很多较胖的女性，经过一段时间灸疗，体重也会减轻，这说明阳气足了，身体有足够的能量，于是开始大扫除——清淤。这也就能够解释为什么艾灸能够改善气色，使皮肤红润、细腻、有光泽。

女性的很多病都可以通过艾灸来治疗，没病时自灸也是极其重要的保健养生方法，自古就是如此。常做艾灸，温气行血、散冷除湿、调和阴阳、扶正祛邪，很多肌肤问题，例如长痘、长斑、黑眼圈、浮肿等自然会缓解。

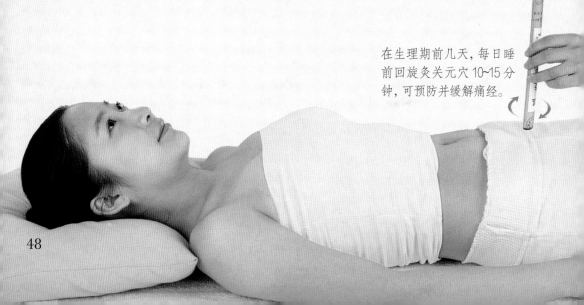

在生理期前几天，每日睡前回旋灸关元穴10~15分钟，可预防并缓解痛经。

# 胎位不正，古法艾灸有良效

古书中的"横生逆产"也就是人们常说的胎位不正。正常的胎位应该是胎儿头向下，脸与母亲相背，双手交叉于胸前，两腿盘曲。胎儿在妈妈肚子里屁股向下、腿向下、背向下等都属于胎位不正。胎位正不正直接决定能不能顺利生产，因此，不少准妈妈在被告知胎位不正的时候都会惊慌失措。其实胎位不正在医生的指导下，采用一种相当简单的方法就能够纠正过来，那就是艾灸至阴穴。许多古代医书如《世医得效方》《针灸资生经》《千金要方》等均有关于此法的记载。"右脚小指尖头"即至阴穴的所在。

据实验观察发现，艾灸至阴穴，可促进肾上腺皮质激素的分泌，从而增加子宫活动，同时令胎儿活动增强，这样可有助于胎位的自动转正。

但必须指出的是，并非所有的胎位不正都能使用艾灸来纠正，有些特殊情况如孕妇产道狭窄，就不宜使用这种方法。即便是使用灸疗至阴穴的孕妇，也应等到怀孕满8个月后，因为在8个月以前胎儿较小，在子宫里的活动空间比较大，即使艾灸纠正了胎位，胎儿也有可能又转回去。

艾灸至阴穴以纠正胎位应由专业人士操作。艾灸一周后孕妇可去产科检查。如果灸治过程中孕妇感觉胎位已发生变化，也可提前去产科检查。当胎位被纠正后，需请产科医生采取一些必要措施，以确保胎位不再发生改变。

艾灸至阴穴，除了能纠正胎位以外，还可以治疗其他妇科疾病，如月经不调、崩漏、带下、痛经、更年期综合征、乳痈、乳癖等。

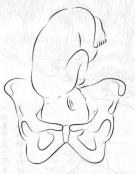 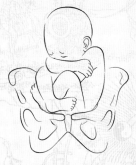

正常胎位，脸朝后，头先露。　　异常胎位，臀先露。

# 女性调阴血，宜多灸腹部和下肢

女性与男性最大的区别，就是具有"经、带、胎、产"的生理功能。正常的生理周期、生儿育女，这些都需要气血的滋养，所以中医有"女子以血为本"的说法，女性无论是想要身体健康还是美容养颜，都离不开阴血。来我这里就诊的女性，大多面色苍白、神疲乏力、畏寒怕冷、月经稀少、性欲低下、卵巢早衰，一个非常关键的原因，就是体内气血不足，尤其是阴血虚亏。

而女性滋阴养血的灸疗穴位，大都位于腹部和下肢，因为腹部和下肢属阴，

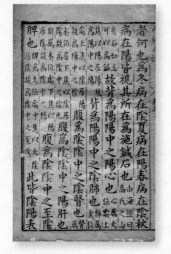

《黄帝内经·素问·金匮真言论》关于腰腹、阴阳论述的原文。

是任脉和足三阴经起始和汇聚之处。就拿任脉来说，它位于人体的前正中线，"任"有担任、任养之意，与全身的阴经相连，人体所有的精血、津液等阴性物质都归它管，与女子的"经、带、胎、产"关系也最为密切，可以说是女性的保护神。任脉从会阴出来，沿着腹部上行，所以艾灸腹部任脉，就是要从根上保证任脉的气血充盈。在中医理论中，肺、脾、心、肾、肝五脏都归属"阴"，任脉就是联系阴经、五脏和血脉的主干线。就如同一个泉眼，只有保证泉眼源源不断地涌出泉水，四通八达的水系才能够满足身体各个部位的需求。所以任脉通畅了，全身都舒服，而一旦任脉经气不顺畅，胸腹、生殖器官及咽喉部往往就会出现不适症状。而女性很怕寒、湿、风，稍微受点凉，就容易下腹坠胀，引起各种炎症。

古代道家有个养生秘法，就是每晚睡觉前，将双手搓热，把手掌上的劳宫穴对准下腹的关元穴，意守此处，然后慢慢入睡。因为劳宫穴属火，而关元穴也属火，这两把火加在一起，能够温补任脉之阴，古人称之为"水火既济"。当然，女性每周艾灸3次关元穴，也能给任脉"添把火"，让气血更充盈。

总之，腹部和下肢的穴位中，名字含"血""气""阴""三"的，如血海穴、三阴交穴、阴陵泉穴、气海穴、足三里穴等，都能够益气养血，是适合女性重点艾灸的穴位。

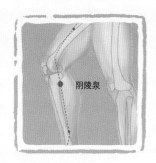

小腿内侧，胫骨内侧髁下缘与胫骨内侧缘之间的凹陷中。

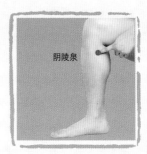

食指沿小腿内侧骨内缘向上推，抵膝关节下，胫骨向内上弯曲凹陷处。

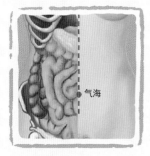

在下腹部，前正中线上，脐中下1.5寸处。

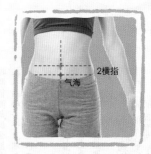

在下腹部，前正中线上，肚脐中央向下约2横指处。

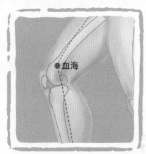

在股前区，髌底内侧端上2寸，股内侧肌隆起处。

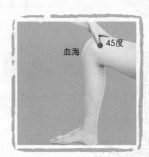

屈膝90度，手掌伏于膝盖上，拇指与其他4指呈45度，拇指尖处。

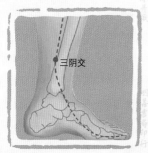

位于小腿内侧，足踝尖上3寸，胫骨内侧后缘处。

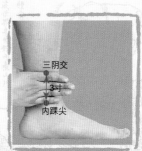

正坐或仰卧，胫骨内侧面后缘，内踝尖直上4横指处。

# 怀孕难，多是因为子宫寒冷

冬天时，天寒地冻，百木凋零，花鸟虫鱼统统不见踪影。在一个没有暖气的屋子里，一般人肯定也待不住。为什么呢？冷啊！同样道理，子宫就相当于婴儿的房子，这个房子太冷，冻得缩手缩脚的，婴儿肯定受不了。这也就是《辨证录》中的意思：宫寒则易造成不孕。

现在很多女孩子穿得"美丽冻人"，露脐装、露腰装、低腰裤、大领口，看在路人眼里确实妖娆多姿，但是我忍不住担心，这些女孩子日后的"孕气"估计会受到影响。如今生活水平提高，空调每天都吹；冰箱里的食物每天都吃；下雨飘雪也阻止不了女孩子吃冰激凌的热情。不知不觉中寒、凉、湿已侵入体内，逐步影响健康。

肾为先天之本，是人体生殖发育的根源，也是五脏六腑机能活动的原动力。肾阳即命门之火，是一身阳气的根本，肾阳有温煦形体、促进生殖发育的职能。寒湿、邪风入体，直接损伤肾阳之气，阳气受损不仅影响女性气血的生成和运行，更易导致脏腑病症的产生。外有寒、湿、凉不断影响，体内肾阳之气不足以抵抗，寒湿占领了胞宫，血行不畅、气滞血瘀，导致女性各种疾病开始衍生，月经不调、痛经、白

带异常、子宫内膜功能异常、输卵管粘连不通等，如此怎么可能怀孕？

所以，治疗不孕的关键在于温煦胞宫、培补肾元、充足肾气，改善体内湿、寒、凉的状况。把艾条点燃放进艾罐中，艾灸肾俞、肝俞、脾俞、关元四穴，每穴15~20分钟，每天1次，可培补肾元、充足肾气，提高卵子质量，益气生血，缓解气血虚亏、子宫内膜功能异常等；再辅以艾灸阳陵泉、丰隆、三阴交三穴，每穴灸20~30分钟，每天1次，可化痰逐瘀，疏通输卵管粘连，增进胞宫气血运行。艾灸的同时，辅以按摩以上诸穴，能够达到更好的治疗效果。

除此之外，将茉莉花大火煮沸，再转小火煎煮15分钟，滤取汁液，然后加入适量白糖稍煮片刻做成茉莉花茶，服后能够理气和中，适用于肝郁气滞型不孕症。

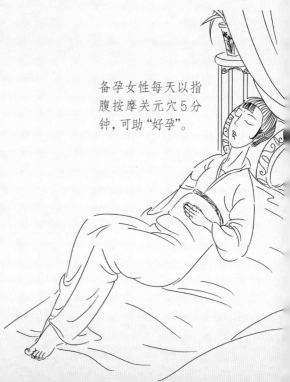

备孕女性每天以指腹按摩关元穴5分钟，可助"好孕"。

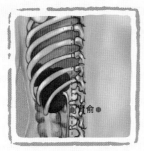

在脊柱区，第2腰椎棘突下，后正中线旁开1.5寸处。

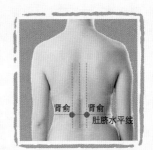

肚脐水平线与脊柱相交椎体处，下缘旁开2横指处。

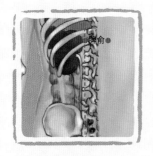

在脊柱区，第11胸椎棘突下，后正中线旁开1.5寸处。

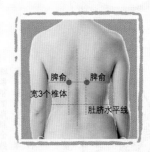

肚脐水平线与脊柱相交椎体处，往上推3个椎体，下缘旁开2横指处。

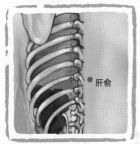

在脊柱区，第9胸椎棘突下，后正中线旁开1.5寸处。

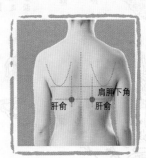

肩胛骨下角水平连线与脊柱相交椎体处，往下推2个椎体，下缘旁开2横指处。

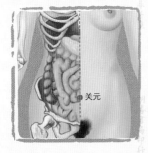

在下腹部，脐中下3寸，前正中线上。

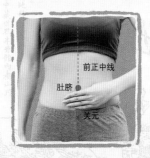

在下腹部，正中线上，肚脐中央向下4横指处。

# 女性必灸的保健穴

## 三阴交穴、气海穴

### 三阴交穴

三阴交属脾经，是肝、脾、肾三条阴经交会的穴位，所以叫三阴交穴。也正是因为它位于三经交会的重要位置，所以刺激三阴交可同时调动肝、脾、肾三脏。脾为气血生化之源，肝主藏血，肾为先天之本。这就决定了三阴交穴对女性气血的生成和运行起着举足轻重的作用。

人体需要精血的滋养，而女性特殊的"经、带、胎、产"生理功能都与精血息息相关，更需要精血的滋养。正所谓多一份精血，多一份美丽！刺激三阴交穴不仅可以缓解各种女性病症，还能祛除脸面上的色斑、痤疮、皱纹，预防皮肤干燥、粗糙、瘙痒，丰乳隆胸、减肥瘦身，所以针灸、按摩时几乎都会用到三阴交穴。女性平时常常按揉这个穴位，既可健脾益血、调肝补肾，还可安神、促进睡眠。但是有一点要注意，孕妇禁针三阴交穴，否则易流产。

女人漏下赤白及血，灸足太阴五十壮。穴在内踝上三寸，足太阴经内踝上三寸，名三阴交。

——（唐）孙思邈《千金要方》

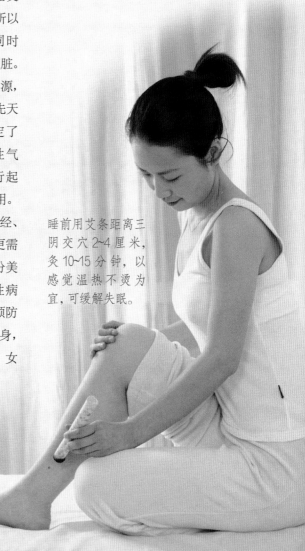

睡前用艾条距离三阴交穴 2~4 厘米，灸 10~15 分钟，以感觉温热不烫为宜，可缓解失眠。

## 气海穴

《旧唐书》上说，唐代有一个名叫柳公度的人，擅长养生，80岁高龄却依然神采奕奕，步履轻盈。有人向他请教养生秘诀，他说："我只是经常艾灸气海穴，使之常温。"由此可见气海穴的重要性。气海穴，位于任脉，是体内阳气、阴血汇聚之海，承担着气血生化之源的作用。气海穴所在处，也就是女性子宫所在之处，宫寒血瘀则众病丛生，宫暖血畅则一身轻松，可见气海穴对女性的重要性。

三阴交穴和气海穴是女性必灸的保健穴，就如同汽车中的离合器和加速器，这两个穴位能够保证女性身体的正常运行和加速运转。临床上的许多女性疾病，像月经不调、阴道出血、闭经痛经、不孕不育、子宫下垂、会阴瘙痒、产后贫血、恶露不尽、白带异常、黄褐斑、皮肤干燥、肥胖、失眠、便秘、血管神经性头痛、慢性盆腔炎等，乃至泌尿、生殖、消化、神经、内分泌等系统的功能紊乱与失常，都可通过三阴交穴、气海穴进行调节，使病情得到减轻和缓解。例如女性月经来临时，常常会出现小腹胀痛、腰部酸软、经血排泄不畅等症状，此时艾灸三阴交穴、气海穴片刻，这些不适很快就会有所减轻、缓解。

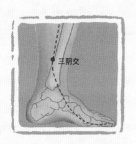

在小腿内侧，内踝尖上3寸，胫骨内侧缘后际处。

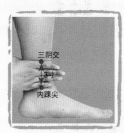

正坐或仰卧，胫骨内侧面后缘，内踝尖直上4横指处。

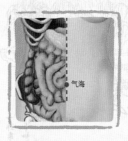

在下腹部，脐中下1.5寸，前正中线上。

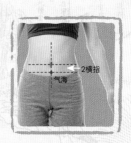

在下腹部，正中线上，肚脐中央向下两横指处。

# 以灸养颜，就选古法"窦材灸"

窦材是北宋时期的宫廷御医，他行医数十载，积累了丰富的医学经验。窦材常年行走在宫廷深院之中，服务皇亲国戚、达官贵人，而这些人最渴望的便是青春永驻、延年益寿。正是这种特殊的身份，令窦材在灸疗的临床实践和理论研究上，尤其是美容养颜、养生保健方面，取得了十分突出的成就。

关于窦材艾灸疗法高超的故事在民间口耳相传。

据说有个人得了怪病，头发、眉毛全部脱落，整张脸红肿得面目全非，双手双脚都是创伤，遍布新旧瘢痕。窦材取艾炷灸疗患者两侧心俞、肺俞四穴各 10 炷，服中药当归、芍药、人参、威灵仙、南星等，仅两个月患者就痊愈。不仅须眉再生，皮肤还变得光滑细嫩，瘢痕全无。

窦材在美容养颜方面有自己独到的见解，他认为"内则五脏敷华，外则肌肤润泽"。也就是说，如果想要有美丽的容貌、白皙的肤色、匀称的体表形态，首先要保证脏腑气血的健康和顺畅。在美女如云、争奇斗艳的皇宫后院，窦材做得最多的就是实现妃嫔们"越来越美丽"的愿望。在不断积累经验的过程中，窦材发明了一种以其名字命名的独特灸疗方法——窦材

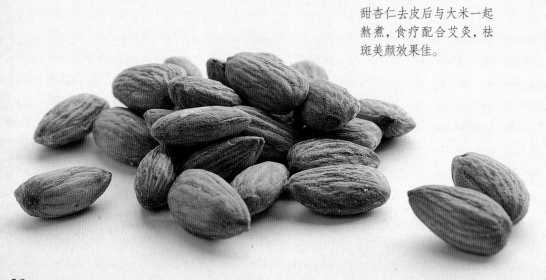

甜杏仁去皮后与大米一起熬煮，食疗配合艾灸，祛斑美颜效果佳。

灸，窦材专门选取了"关元""左命关"两穴以达到滋阴壮阳、益气补血、悦颜泽容的效果。

关元穴归属于任脉，是男子藏精、女子存血的重要穴位，窦材常取艾炷在此穴灸300壮。正因为窦材艾灸疗法的神奇，后宫妃嫔争相讨好，以求灸疗。

如今，神奇的窦材灸普通人在家中即可操作。将艾条点燃，温和灸关元穴15分钟，即可以起到美容养颜的作用。同时辅以温和灸百会穴、印堂穴、下关穴、迎香穴、膈俞穴、肾俞穴等，可以改善局部血液循环、通经活络、护肤养颜、延缓衰老。

除了艾灸疗法之外，女性平时看手机的时候或睡觉之前，简单地按摩关元穴、神阙穴、脾俞穴，同样也能够起到美容养颜的作用。将大米小火煮至快熟时，放入去皮的甜杏仁，一起熬煮食用，也可以补气养颜、祛斑祛皱、延缓皮肤衰老。

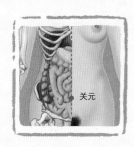

在下腹部，脐中下3寸，前正中线上。

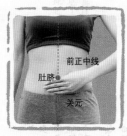

在下腹部，前正中线上，肚脐中央向下4横指处。

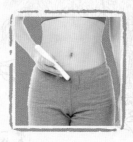

回旋灸关元穴15分钟，可调血理气。

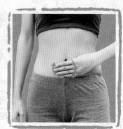

睡前用手掌按揉关元穴1~3分钟，可美容养颜。

# 痛经

## 温和灸中极穴、曲泉穴、阴陵泉穴等

**症状:** 痛经是指女性在月经期和月经期前后,所出现的周期性下腹疼痛。发作时,下腹部常呈痉挛性疼痛和胀痛,同时可伴有面色苍白、冷汗淋漓、手足发冷、恶心呕吐等不适。原发性痛经者生殖器官往往无明显的器质性病变,而继发性痛经者大多有盆腔炎、子宫肿瘤、子宫内膜异位症等病史。

**病因:** 大部分痛经都与寒凉有关,因寒致瘀。如在月经之前或者月经期淋雨受凉、涉水遇寒、游泳、吃冷饮、喝冷水等会引起血瘀,就会导致子宫收缩引起腹部疼痛。所以痛经治疗的关键就是清除气滞血瘀、驱寒除湿。

**治则:** 可先取中极、曲泉、阴陵泉三穴,再取气海、关元、肾俞、腰阳关等穴,温补肾阳、益气行血,再配以合谷穴行气止痛;若是气血虚弱者,可取足三里穴、三阴交穴,健脾和胃,助气血生化;痛经病在生殖器,为厥阴肝经之症,可取太冲穴,疏通肝气、调达肝血,直达病所。

**主穴:** 中极穴、曲泉穴、阴陵泉穴。

**辅穴:** 气海穴、关元穴、肾俞穴、腰阳关穴、合谷穴、足三里穴、三阴交穴、太冲穴。

**灸法:** 温和灸。

**时间:** 月经来潮前几天,可先灸气海穴、关元穴、肾俞穴、腰阳关穴,每穴灸 10~15 分钟,每天 1 次。月经期间,可取中极穴、曲泉穴、阴陵泉穴、太冲穴等穴,每穴灸 15 分钟,每天 1 次或 2 次。

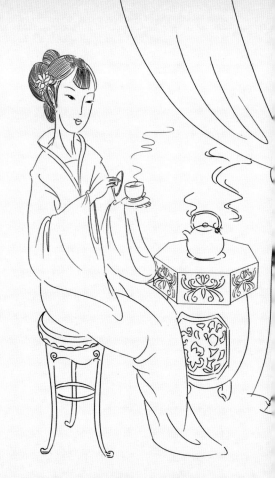

红糖加水煮沸后饮用,可健胃暖中,缓解痛经。

---

### 老中医简便方

#### 当归红糖粥

**原料:** 当归 10 克,大米 50 克,红糖适量。

**制法:** 当归煎汁去渣,加入大米、红糖共煮成粥。月经前 3~5 天开始服用。每日 1 次或 2 次。

**功效:** 此方有补血活血、调经止痛的作用,适用于气血虚弱型痛经者。

| | 中极穴 | 曲泉穴 | 阴陵泉穴 | |
|---|---|---|---|---|
| 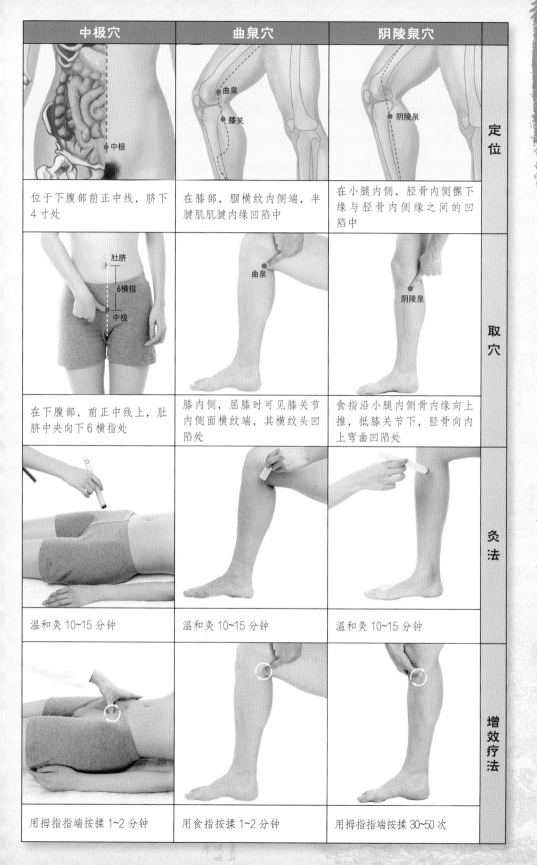 | | | | 定位 |
| | 位于下腹部前正中线，脐下4寸处 | 在膝部，腘横纹内侧端，半腱肌肌腱内缘凹陷中 | 在小腿内侧，胫骨内侧髁下缘与胫骨内侧缘之间的凹陷中 | |
| | | | | 取穴 |
| | 在下腹部，前正中线上，肚脐中央向下6横指处 | 膝内侧，屈膝时可见膝关节内侧面横纹端，其横纹头凹陷处 | 食指沿小腿内侧骨内缘向上推，抵膝关节下，胫骨向内上弯曲凹陷处 | |
| | | | | 灸法 |
| | 温和灸10~15分钟 | 温和灸10~15分钟 | 温和灸10~15分钟 | |
| | | | | 增效疗法 |
| | 用拇指端按揉1~2分钟 | 用食指按揉1~2分钟 | 用拇指指端按揉30~50次 | |

59

# 月经不调

## 温和灸关元穴、肾俞穴、血海穴等

**症状：** 月经不调是女性月经病的统称，它通常指月经周期、经量、经色、经质所发生的病理变化，其中包括经期提前、经期延后、月经先后无定期，以及经期延长、崩漏、闭经、经量过多、经色紫黑等诸多病症。

**病因：** 中医认为，月经不调多是由经期感受寒湿、过食辛辣寒凉食物、郁怒忧思或多病久病等内外因素引起的脏腑功能失调。女性由寒凉导致的痛经、月经不调，如果平时注意保暖，多喝些生姜红糖水，吃温性的食物，就会得以缓解。

**治则：** 经血从胞宫而出，胞宫位于下腹部，受冲、任二脉所管，故首先可取任脉关元穴，调整阴血源头；经血下泄为肾气所控，因而可再取肾俞穴，滋补精气。无血何以有经？所以还可取血海穴、阴陵泉穴、三阴交穴，生化血液，补精血所需，再取中极穴、气海穴调整阴血。

**主穴：** 关元穴、肾俞穴、血海穴。

**辅穴：** 阴陵泉穴、三阴交穴、中极穴、气海穴。

**灸法：** 温和灸。

**时间：** 每次选 3~5 穴，每穴灸 10 分钟，每日 1 次，10 次为 1 个疗程。

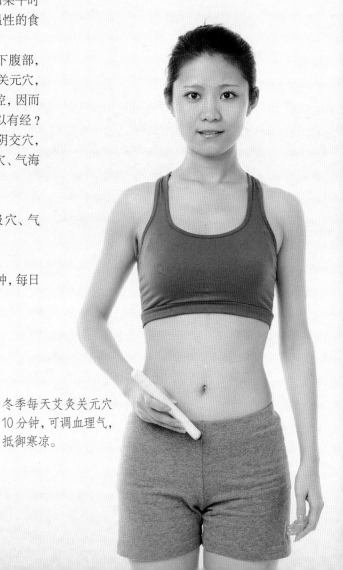

冬季每天艾灸关元穴 10 分钟，可调血理气，抵御寒凉。

| | 关元穴 | 肾俞穴 | 血海穴 | |
|---|---|---|---|---|
| 找穴位，说灸法 | | | | 定位 |
| | 位于腹部前正中线，脐下 3 寸处 | 位于背部第 2 腰椎棘突下，旁开 1.5 寸，左右各一穴 | 在股前区，髌底内侧端上 2 寸，股内侧肌隆起处 | |
| | | | | 取穴 |
| | 在下腹部，前正中线上，肚脐中央向下 4 横指处 | 肚脐水平线与脊柱相交椎体处，下缘旁开约 2 横指处 | 屈膝 90 度，手掌伏于膝盖上，拇指与其他四指呈 45 度，拇指尖处 | |
| | | | | 灸法 |
| | 温和灸 10 分钟 | 温和灸 10 分钟 | 温和灸 10 分钟 | |
| | | | | 增效疗法 |
| | 用拇指按揉 1 分钟 | 用拇指按揉 50~100 次 | 用拇指点按 10~20 次 | |

61

# 习惯性流产

## 温和灸命门穴、关元穴、气海穴等

**症状:** 习惯性流产是指连续 3 次及 3 次以上在同一妊娠期内发生胚胎停育或死胎的现象,属于不孕症范畴,病因相当复杂。中医认为,本病多属肾气不足、冲任不固所致,称为"滑胎"。艾条温和灸对治疗妊娠 3 个月以内的习惯性流产效果较好,但是对妊娠 5 个月以上的习惯性流产效果差些。

**病因:** 习惯性流产是因气血不足、肾元虚弱,才无以固胎,寒湿外侵或体寒的人易脾肾虚弱、阳气不足。所以固胎的根本就是健脾补肾。

**治则:** 女性在未孕前,应健脾补肾、益气养血,取命门穴补益肾气;取关元穴、气海穴、中极穴、曲骨穴,滋阴养血;取足三里穴,健脾和胃,增强气血生化之源的运化功能,改善胞宫的血液循环和营养供应。

**主穴:** 命门穴、关元穴、气海穴。

**辅穴:** 中极穴、曲骨穴、足三里穴。

**灸法:** 温和灸。

**时间:** 温和灸以上穴位,每穴灸 15 分钟,每天 1 次或 2 次,连续施灸 1~3 个月,10 天为 1 个疗程。

---

### 老中医简便方

#### 艾叶煮鸡蛋

**原料:** 陈艾叶 15 克,鸡蛋 2 个。

**制法:** 锅中放适量水,加入艾叶和鸡蛋同煮。鸡蛋熟后剥去壳,再煮 10 分钟。去渣吃蛋喝汤。每月连服 7 次。

**功效:** 此方有理气、止血、安胎的作用,适用于习惯性流产者。

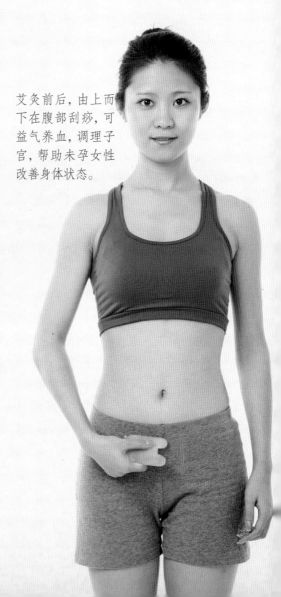

艾灸前后,由上而下在腹部刮痧,可益气养血,调理子宫,帮助未孕女性改善身体状态。

| | 命门穴 | 关元穴 | 气海穴 | |
|---|---|---|---|---|
| 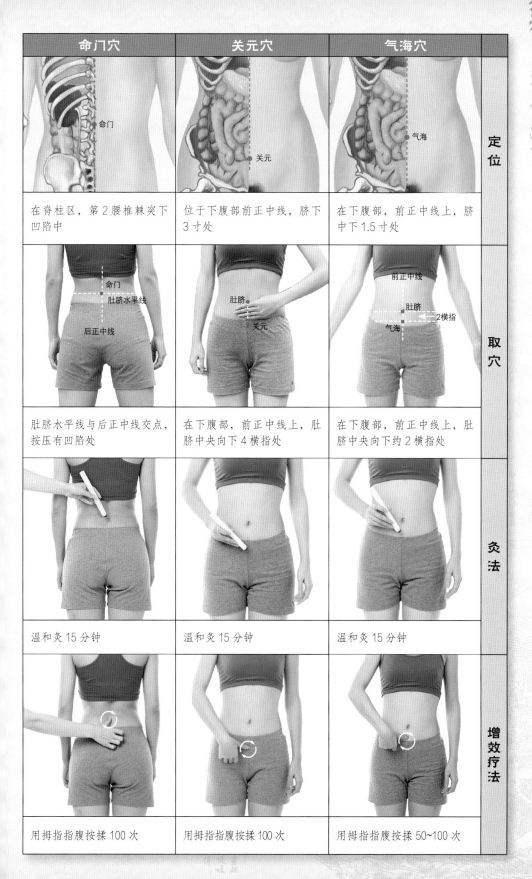 | 命门 | 关元 | 气海 | 定位 |
| | 在脊柱区，第2腰椎棘突下凹陷中 | 位于下腹部前正中线，脐下3寸处 | 在下腹部，前正中线上，脐中下1.5寸处 | |
| | 命门<br>肚脐水平线<br>后正中线 | 肚脐<br>关元 | 前正中线<br>肚脐<br>2横指<br>气海 | 取穴 |
| | 肚脐水平线与后正中线交点，按压有凹陷处 | 在下腹部，前正中线上，肚脐中央向下4横指处 | 在下腹部，前正中线上，肚脐中央向下约2横指处 | |
| | | | | 灸法 |
| | 温和灸15分钟 | 温和灸15分钟 | 温和灸15分钟 | |
| | | | | 增效疗法 |
| | 用拇指指腹按揉100次 | 用拇指指腹按揉100次 | 用拇指指腹按揉50~100次 | |

# 子宫肌瘤

## 雀啄灸曲骨穴、关元穴、子宫穴等

**症状：**子宫肌瘤是女性生殖器官中一种较为常见的良性肿瘤，它主要由子宫平滑肌细胞增生所致，与体内雌激素功能紊乱有关，常发于卵巢功能较为旺盛的30~45岁的育龄女性。在临床上主要表现为月经过多、经期延长，或不规则阴道出血，并可伴有贫血、腹部肿块等异常。

**病因：**如果体内痰湿积聚在盆腔经久不散，则气滞血瘀，当气血阻滞、痰湿淤积到了一定的时候，就可诱发子宫肌瘤。艾灸能清除血瘀、痰湿，对缩小子宫肌瘤及缓解疼痛症状有较好的疗效。

**治则：**治疗该病重在益气活血、行气化瘀，故可取曲骨穴、关元穴、子宫穴、丰隆穴、三阴交穴、太冲穴、隐白穴等，行气调血、化痰逐瘀；因该病位于下腹部，近腰臀部位，所以再取归来穴艾灸，以便直达病变部位，迅速起效。

**主穴：**曲骨穴、关元穴、子宫穴。

**辅穴：**丰隆穴、三阴交穴、太冲穴、隐白穴、归来穴。

**灸法：**雀啄灸。

**时间：**雀啄灸曲骨穴、关元穴、子宫穴、归来穴，每穴灸20~30分钟；雀啄灸丰隆穴、三阴交穴、太冲穴、隐白穴，每穴灸15分钟左右。

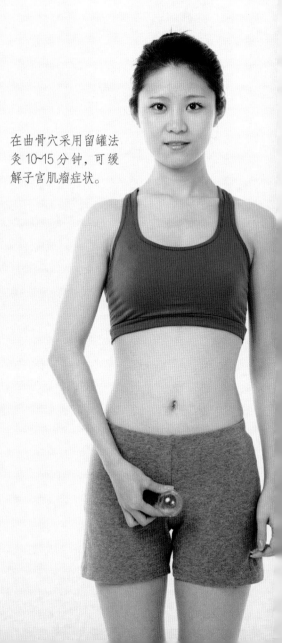

在曲骨穴采用留罐法灸10~15分钟，可缓解子宫肌瘤症状。

---

**老中医简便方**

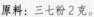

**吞服三七粉**

**原料：**三七粉2克。

**用法：**以水吞服，每日2次。

**功效：**此方活血化瘀、定痛，适用于患子宫肌瘤者。

| | 曲骨穴 | 关元穴 | 予宫穴 | |
|---|---|---|---|---|
| | 曲骨 | 关元 | 子宫 | 定位 |
| | 在下腹部，耻骨联合上缘，前正中线上 | 位于腹部前正中线，脐下3寸处 | 在下腹部，脐中下4寸，前正中线旁开3寸处 | |
| | 曲骨 | 肚脐 关元 | 肚脐水平线 5横指 子宫 4横指 | 取穴 |
| | 前正中线上，下腹部向下摸到一个横着走行的骨性标志上缘处 | 在下腹部，前正中线上，肚脐中央向下4横指处 | 肚脐直下5横指，旁开4横指处 | |
| | | | | 灸法 |
| | 雀啄灸20~30分钟 | 雀啄灸20~30分钟 | 雀啄灸20~30分钟 | |
| | | | | 增效疗法 |
| | 用拇指按揉1~3分钟 | 用拇指顺时针按摩1分钟 | 用拇指按揉3~5分钟 | |

65

# 盆腔炎

## 回旋灸中极穴、阴陵泉穴、三阴交穴等

**症状:** 盆腔炎是指女性盆腔内的各种生殖器官及其周围的结缔组织——盆腔腹膜所发生的炎症，可以是一个部位单独发病，也可以是几个部位同时发病。其临床主要表现有高热、恶寒、下腹疼痛、白带增多、腰腹部坠胀、恶心等。

**病因:** 女性爱食冷饮凉食、贪凉、穿着不保暖等，会导致体内正气虚弱、湿热阻滞、气滞血瘀。气血不畅、胞宫寒冷则易生炎症。因此，艾灸治疗重在清热利湿、行气活血。一般来说，施灸治疗3次以上，腹痛有所减轻，按疗程施灸，疼痛会逐渐消失。

**治则:** 可取中极穴、阴陵泉穴、三阴交穴等，既健脾祛湿，又益气强身，增强机体的免疫功能。选穴以足太阳膀胱经、任脉、足太阴脾经穴为主，可取脾俞穴、胃俞穴、肾俞穴、大肠俞穴等，通利肠道膀胱，清化下焦之湿；湿居少腹、碍气瘀血，可再取气海穴、关元穴等任脉中的下腹之穴，益气行气、化湿逐瘀。

**主穴:** 中极穴、阴陵泉穴、三阴交穴。
**辅穴:** 脾俞穴、胃俞穴、肾俞穴、大肠俞穴、气海穴、关元穴。
**灸法:** 回旋灸。
**时间:** 回旋灸以上穴位，每穴灸15分钟左右。

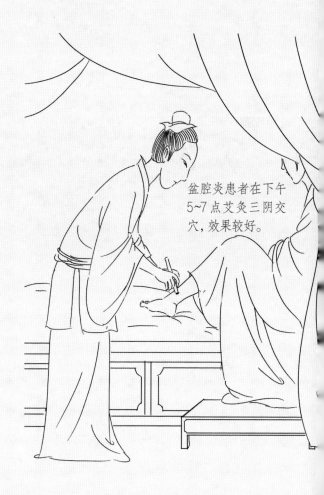

盆腔炎患者在下午5~7点艾灸三阴交穴，效果较好。

---

### 老中医简便方

**艾叶糕**

**原料:** 艾叶150克，蒲黄20克，糯米粉200克，白糖30克。
**制法:** 艾叶切碎，与其他材料拌匀，揉成面团，切成小块后上锅蒸熟食用。
**功效:** 此方有活血、化瘀、止痛、温补元气的作用，有助于改善慢性盆腔炎的症状。

| 中极穴 | 阴陵泉穴 | 三阴交穴 | |
|---|---|---|---|
| | | | 定位 |
| 位于下腹部前正中线上，脐下4寸处 | 在小腿内侧，胫骨内侧髁下缘与胫骨内侧缘之间的凹陷中 | 位于小腿内侧，足踝尖上3寸，胫骨内侧后缘处 | |
| | | | 取穴 |
| 在下腹部，前正中线上，肚脐中央向下6横指处 | 食指沿小腿内侧骨内缘向上推，抵膝关节下，胫骨向内上弯曲凹陷处 | 正坐或仰卧，胫骨内侧面后缘，内踝尖直上4横指处 | |
| | | | 灸法 |
| 回旋灸15分钟 | 回旋灸15分钟 | 回旋灸15分钟 | |
| | | | 增效疗法 |
| 用拇指按揉1~2分钟 | 用拇指指端按揉30~50次 | 用拇指按压1分钟 | |

67

# 产后缺乳

## 回旋灸膻中穴、少泽穴、涌泉穴等

**症状:** 多数情况下,产妇在分娩 2~3 天后,就会有乳汁分泌出现。这时若是乳汁不多,应属于正常现象。但如果数天之后,产妇分泌的乳汁依然很少,甚至根本没有乳汁分泌,这就是缺乳症。

**病因:** 乳汁乃人体津血所化,若女性脾胃虚弱、运化失常,就会津血不足,自然缺乳。尤其女性在孕期和产后多食油腻或者进食补药过多,就会损伤脾胃,导致气机不畅。温润的艾灸疗法能够祛除体内痰湿,益气养血、滋津生液,以增加产妇的乳汁分泌。

**治则:** 任脉主一身之阴,取与任脉相通的膻中穴可以补阴;心主血脉,选与心所系的少泽穴而通脉;肾藏精、精血同源,择肾之起点涌泉穴即生精;脾胃为气血生化之器,定胃中要穴足三里而生血。

**主穴:** 膻中穴、少泽穴、涌泉穴。

**辅穴:** 足三里穴。

**灸法:** 回旋灸。

**时间:** 回旋灸以上四穴,每穴位灸 20 分钟为宜,每日 1 次。

---

**老中医简便方**

### 花生红糖汤

**原料:** 生花生仁 60 克,红糖 30 克。

**制法:** 生花生仁捣碎,投入 400 毫升沸水中,煮沸后关火,加入红糖调匀,趁热 1 次饮尽,每日 2 次,饭前服用。

**功效:** 此方补脾胃、益气血,适用于气血虚弱的产后缺乳者。

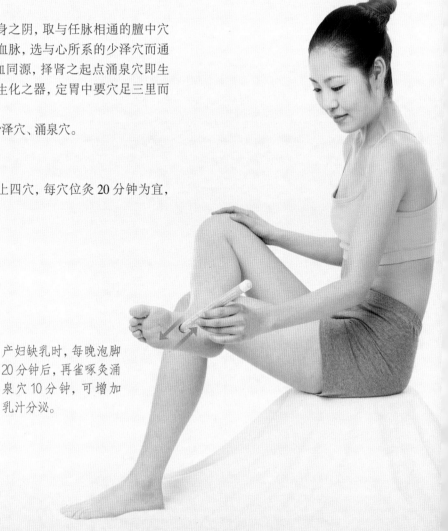

产妇缺乳时,每晚泡脚 20 分钟后,再雀啄灸涌泉穴 10 分钟,可增加乳汁分泌。

| 膻中穴 | 少泽穴 | 涌泉穴 | |
|---|---|---|---|
| | | | 定位 |
| 在胸部，前正中线上，横平第4肋间隙处 | 在手指，小指末节尺侧，距指甲根角侧上方0.1寸（指寸）处 | 在足底，屈足卷趾时足心最凹陷处即是 | |
| | | | 取穴 |
| 由锁骨往下数第4肋，平第4肋间，约是两乳头连线中点处 | 伸小指，沿指甲底部与指尺侧引线交点处 | 卷足，足底前1/3处可见有一凹陷，按压有酸痛感处即是 | |
| | | | 灸法 |
| 回旋灸20分钟 | 回旋灸20分钟 | 回旋灸20分钟 | |
| | | | 增效疗法 |
| 用大拇指按揉100次 | 用拇指指甲尖垂直下压1~3分钟 | 以手掌心擦涌泉穴100~200次 | |

69

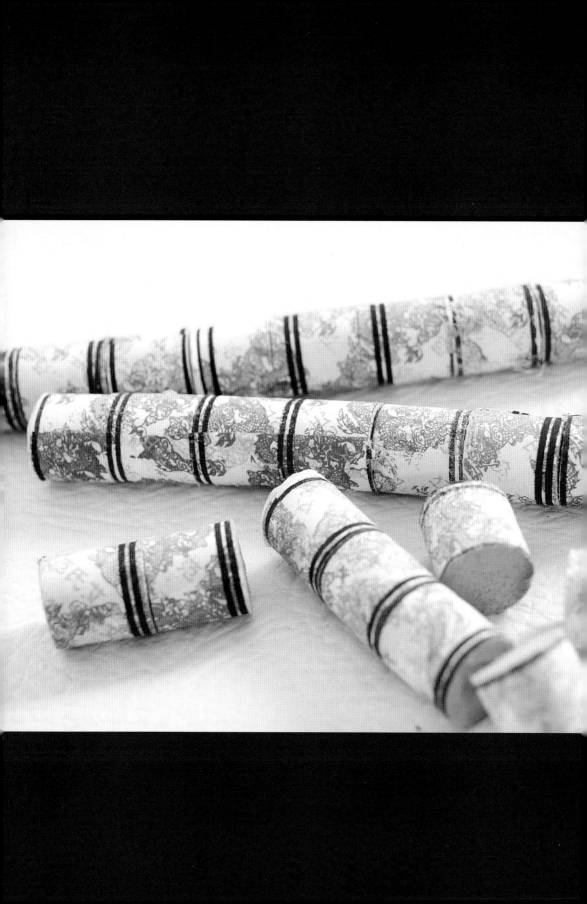

# 第五章 老年人艾灸遍身 延年又益寿

# 衰老的本质是身体里的火烧不旺

> 夫人之真元乃一身之主宰，真气壮则人强，真气虚则人病，真气脱则人死。
>
> ——（宋）窦材《扁鹊心书》

每个人从出生到死亡，都会经历发育、成长、衰老的演变过程，机体的老化是一种极为正常、不可避免的生理现象。外表的衰老在于皮肤松弛、皱纹滋生、体形萎缩、变形等，而更主要的衰老来自体内脏腑。

中医认为，造成衰老的本质是体内的"火"不旺，气不足。寒、湿等邪入体，不仅造成了脏腑的压力，更直接导致体内环境的恶化，经脉运行不畅，气血不通。就相当于高速公路上堵车，养料输送不到脏腑，而代谢产物也运不出来。如此日积月累，机体不仅会加快衰老的速度，更会百病丛生。

这里的"火"指的是人体内的真元，《黄帝内经》强调，真元主宰人的生老病死。而真元也就是人们常说的阳气，阳气充足的人不仅面色红润、身体康健，看上去的年龄也大大低于实际年龄，可谓是真正的"年轻态、健康体"。阳气不足的人，体虚而没有抵抗力，面色或苍白或发黄，疲软无力，可能实际年龄40岁，但看起来像50岁。

温煦的艾灸则能给身体烧上一把火，就如同在拥堵的高速公路上安排了一个交通警察，哨子一吹就疏通了堵车问题。体内温煦了，人就能抵抗寒、湿等邪气。艾灸还能够舒经活络、活血化瘀，令身体机能恢复正常，从而达到延缓衰老、延年益寿的目的。

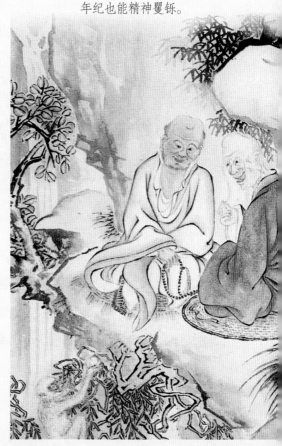

阳气充足则能够"年轻态，健康体"，即使上了年纪也能精神矍铄。

72

# 明代医学家的养生秘诀

## 常灸气海穴

吾养生无他术，但不使元气佐喜怒，使气海常温尔。

——（明）张介宾《类经图翼》

明代著名医学家张介宾在向他人传授自己的养生秘诀时，列举了柳公度的例子，然后说："养生很简单，只要常常保持气海穴的温煦即可。常艾灸此穴，即能强身健体、延年益寿。"张介宾生于医学世家，对养生、祛病研究深入，他本人直到70岁高龄时，依然精神矍铄。古话有云"气海一穴暖全身"，气海穴是人体养生保健的重要穴位，位于肚脐正下方1.5寸，相当于人体正中央。一般来讲，天下江河湖海的最后汇聚之处才能称为"海"，所以说气海穴是人体真元之气汇聚的地方。简单来讲，气海穴就是一个泉眼，泉水从四面八方汇聚到此处，再经过此处流淌至身体各处。

经常艾灸或者按摩气海穴，能够起到培补元气、益肾固精、强身健体、解除疲劳的功效，因此，明代医学家张介宾才会如此推崇气海穴。此穴对男科疾病如阳痿、遗精，女性月经不调、崩漏、带下，老人中风、脱肛等都有较好的疗效。

气海穴好找而且灸疗很方便，只要将艾条点燃后放在离穴位2~4厘米的高处进行熏灸，以穴位感到微热又不致烧伤皮肤为度，每次灸15分钟为宜。除了艾灸，按摩气海穴一样能够起到养生祛疾的作用，手法不限，能刺激到穴位就好，每次按摩1~3分钟，长久坚持，可提高身体抵抗力，保证阳气充盈，令整个人充满活力。

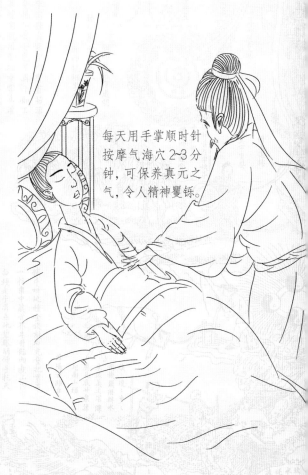

每天用手掌顺时针按摩气海穴2~3分钟，可保养真元之气，令人精神矍铄。

# 老年人必灸的保健四穴

关元穴、肾俞穴、足三里穴、三阴交穴

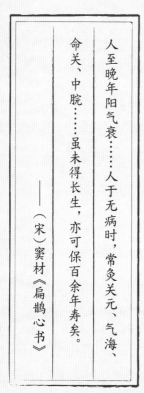

人至晚年阳气衰……人于无病时，常灸关元、气海、命关、中脘……虽未得长生，亦可保百余年寿矣。

——（宋）窦材《扁鹊心书》

北宋名医窦材倡导老年人常灸关元、气海、命关、中脘四穴，得以长寿百年。今人根据多年的临床经验，在古人的基础上加以改良，认为常灸关元、肾俞、足三里、三阴交四穴，更适合老人。

## 关元穴

关，是关闭、封藏的意思；元则是元气。所以关元穴是"元阴元阳交关之所"，也就是人们常说的"丹田"，此穴是体内阳气所在之地，更是精气化生之所。而且足太阴、足少阴、足厥阴、任脉，三经一脉在此交会相通，从古至今，人们都认为此穴有起死回生的重要作用。窦材在《扁鹊心书》中说，每年的春秋之交，艾炷灸关元穴，每次3~5壮，则能够保持体内温煦而不畏严寒；人到30岁，坚持每3年艾炷灸脐下300壮，人到50岁，坚持每2年灸脐下300壮，人到60岁，每年灸脐下300壮，可延年益寿。

## 肾俞穴

肾为人的先天之本，主要负责人体的繁衍、生长、发育。其生理功能更是涵盖了当今泌尿、生殖、神经、内分泌等多个系统，人健康与否、寿命长短与肾气息息相关。人到老年，容易气息不畅、肾气不足，每天散步的时候，若能够双手握拳，边走边轻轻敲打肾俞穴30~50次，则能降低血压，强健体魄，改善肾功能。每天睡觉之前，用舌头抵住上腭，眼睛看向头顶，两手摩擦脊柱两旁的肾俞穴，每次10~15分钟，一样可以达到相当好的效果。家庭艾灸时，温和灸此穴20~30分钟，每天1次，效果更佳。

## 足三里穴

唐朝药王孙思邈在《千金要方》中将足三里穴称为"长寿穴"。足三里穴位于外膝眼下3寸，属足阳明胃经。胃经为多气多血之经，与脾经互为表里，共同构成了人体的后天之本、气血生化之源，所以艾灸足三里穴最直观的功效就是调养脾胃、滋补气血，并且能够促进机体的新陈代谢，增强人的消化、吸收、免疫功能，还能消除疲劳、防病健身、延年益寿。因此，在古医籍中足三里穴的记载最多。艾灸时可采用回旋灸或者雀啄灸，每次灸15~20分钟，每天1次，坚持一段时间后，即能感觉到身体的变化。

# 三阴交穴

三阴交穴，顾名思义，是指三条阴经运行的气血交汇于此。这三条阴经是指：脾经，提供湿热之气；肝经，提供水湿风气；肾经，提供寒冷之气。这个穴位位于内踝尖直上3寸，是应用相当广泛的养生保健之穴。除了每天温和灸此穴15分钟之外，还可以辅助按摩，用拇指按压三阴交穴1分钟，之后以手掌心反复搓擦足底中央部位，以足心发热为佳，以达到健脾益气、柔肝养血、益肾固本的功效。

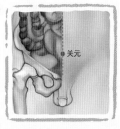

在下腹部，脐中下3寸，前正中线上。

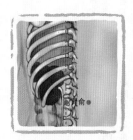

在脊柱区，第2腰椎棘突下，后正中线旁开1.5寸处。

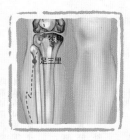

在小腿前外侧，犊鼻穴下3寸，胫骨前嵴外1寸处。

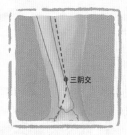

在小腿内侧，内踝尖上3寸，胫骨内侧缘后际。

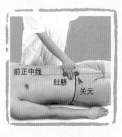

在下腹部，正中线上，肚脐中央向下4横指处。

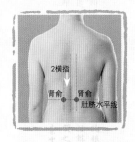

肚脐水平线与脊柱相交椎体处，下缘旁开2横指处。

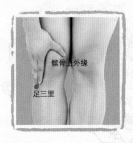

同侧手虎口围住髌骨上外缘，余4指向下，中指指尖尖处。

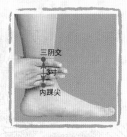

正坐或仰卧，胫骨内侧面后缘，内踝尖直上4横指处。

# 糖尿病

## 雀啄灸脾俞穴、外关穴、阳陵泉穴等

**症状：**糖尿病是由内分泌功能失常所引起的慢性代谢性疾病，其典型症状为多尿、多食、多饮、疲乏无力、形体消瘦，以及皮肤瘙痒、出汗异常、视力模糊、肢体麻木、皮肤感染、伤口难以愈合等。

**病因：**糖尿病患者多是脾虚湿重体质，体内环境黏稠不爽、血流不畅，会直接影响新陈代谢。痰湿就是因为体内积聚的湿气过多，以致变得黏稠，这也就是中医常说的"湿聚成痰"，极易将经脉淤堵住，从而引起各种疾病和并发症。

**治则：**中医认为，糖尿病大多为气阴两虚之证，即便有火也是上盛下虚，胃火旺、肾阴弱。所以取穴时，以脾俞穴益脾中之气，外关穴清三焦之热，阳陵泉穴排胆内之郁，内关穴泄心包之火，合谷穴去肠中之渴，足三里穴降胃中之实，再以肾俞穴补肾中之水。

**主穴：**脾俞穴、外关穴、阳陵泉穴。

**辅穴：**内关穴、合谷穴、足三里穴、肾俞穴。

**灸法：**雀啄灸。

**时间：**以先背部后四肢的灸治顺序雀啄灸以上各穴，每穴各灸 10~20 分钟。

除雀啄灸外，日常回旋灸阳陵泉穴，每次 10~20 分钟，可减轻肝脏负担，起到疏肝利胆的作用。

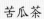

**老中医简便方**

### 苦瓜茶

**原料：**苦瓜干 30 克。

**制法：**苦瓜干冲入沸水，代茶饮用，每日 1 剂。

**功效：**此方有清热、止烦渴、降血糖的作用，适用于糖尿病患者。

| 脾俞穴 | 外关穴 | 阳陵泉穴 | |
|---|---|---|---|
| | | | 定位 |
| 在脊柱区，第11胸椎棘突下，后正中线旁开1.5寸处 | 在前臂后区，腕背侧远端横纹上2寸，尺骨与桡骨间隙中点处 | 在小腿外侧，腓骨头前下方凹陷中 | |
| | | | 取穴 |
| 肚脐水平线与脊柱相交椎体处，往上推3个椎体，下缘旁开约2横指处 | 抬臂俯掌，掌腕背横纹中点直上3横指，前臂两骨头之间的凹陷处 | 膝关节外下方，腓骨小头前下方凹陷处 | |
| | | | 灸法 |
| 雀啄灸10~20分钟 | 雀啄灸10~20分钟 | 雀啄灸10~20分钟 | |
| | | | 增效疗法 |
| 用食指指尖按揉30~50次 | 用拇指点按10~20次 | 用拇指、食指拿捏20次 | |

# 高血压

## 温和灸足三里穴、太冲穴、涌泉穴等

**症状：**高血压是中老年人的常见病、多发病。临床上以头晕、耳痛、耳鸣、健忘、失眠多梦、血压升高等为基本特征。如不积极控制，发展至晚期常会出现心、脑、肾等器质性损害。艾灸能够平肝潜阳、补肾益肝、祛痰化浊，一般数个疗程后，头痛、头晕等症状可明显减轻。

**病因：**原发性高血压与遗传、职业以及不良的生活习惯有关，继发性高血压则有可能是由急性或慢性肾炎、嗜铬细胞瘤等疾病引发而来。日常生活和工作中，过度疲劳、心情抑郁等都会引起血压升高。

**治则：**可取足三里穴、太冲穴、涌泉穴、曲池穴等阳明、厥阴、少阴经穴，以行气通阳、化痰祛湿、清

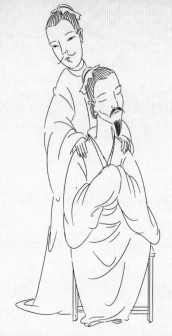

按揉肩颈，放松身心，可稳定血压。

利头目；再取头部百会穴、印堂穴、大椎穴等督脉之穴。若是为肝肾阴虚、肝阳上亢或肝风内动所致，则可取足少阳胆经悬钟穴、足厥阴肝经太冲穴，以滋阴潜阳、平肝息风。

**主穴：**足三里穴、太冲穴、涌泉穴。

**辅穴：**曲池穴、百会穴、印堂穴、大椎穴、悬钟穴。

**灸法：**温和灸。

**时间：**印堂穴、百会穴、大椎穴等头面、颈部之穴可灸 8~10 分钟，其他各穴可灸 15~20 分钟；每天灸 1 次，待血压稳定至正常水平后，可改为每周 2 次或 3 次。

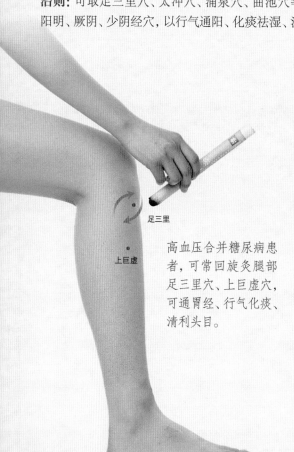

足三里

上巨虚

高血压合并糖尿病患者，可常回旋灸腿部足三里穴、上巨虚穴，可通胃经、行气化痰、清利头目。

---

### 老中医简便方

#### 荷叶茶

**原料：**鲜荷叶半张。

**制法：**荷叶洗净切碎，加适量水煮沸放凉后代茶饮用。

**功效：**此方有扩张血管、清热解暑及降血压的作用，适用于高血压患者。

| 足三里穴 | 太冲穴 | 涌泉穴 |
|---|---|---|
| | | |
| 位于小腿外膝眼下 3 寸，胫骨外侧处 | 第 1 与第 2 跖骨间，跖骨结合部前方凹陷中 | 在足底，屈足卷趾时足心最凹陷处 |
| | | |
| 同侧手虎口围住髌骨上外缘，余四指向下，中指指尖处 | 沿第 1、第 2 趾骨间横纹向足背推，有一凹陷处即是 | 卷足，足底前 1/3 处可见一凹陷，按压有酸痛感处 |
| | | |
| 温和灸 15~20 分钟 | 温和灸 15~20 分钟 | 温和灸 15~20 分钟 |
| | | |
| 用食指按压 20~30 次 | 拇指指腹着力按压 30~50 次 | 以手掌心擦涌泉穴 100~200 次 |

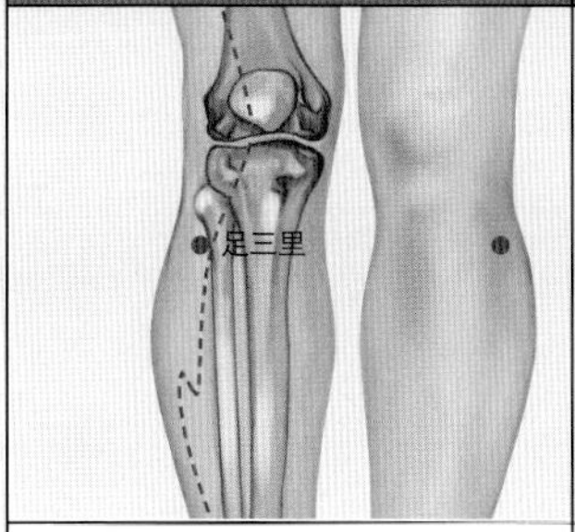

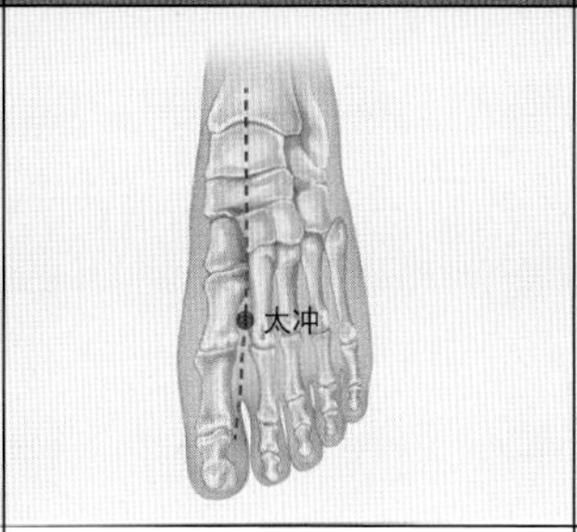

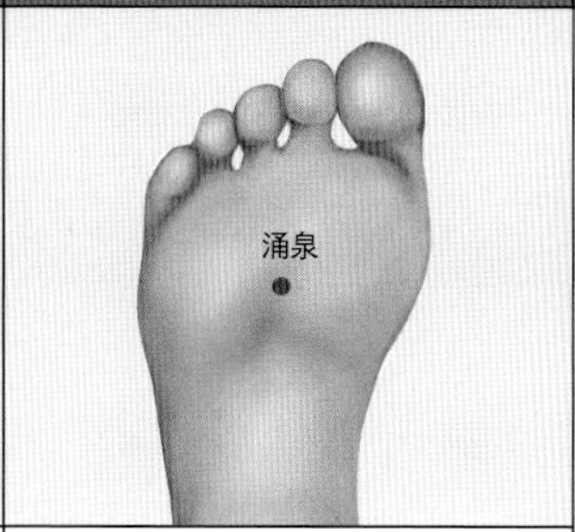

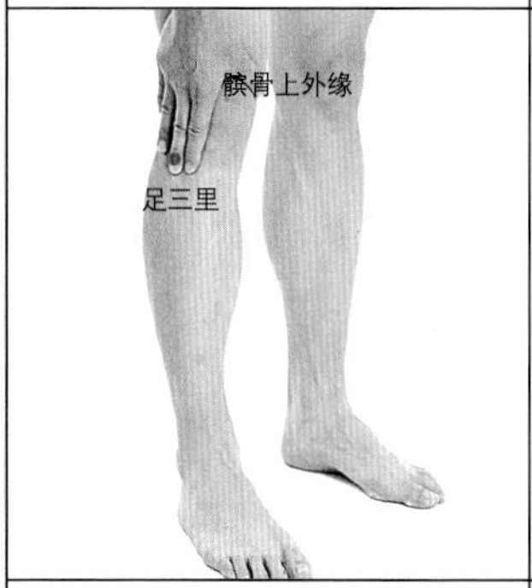

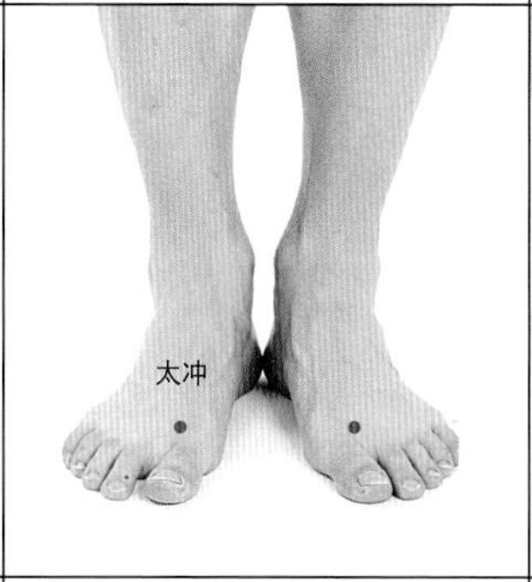

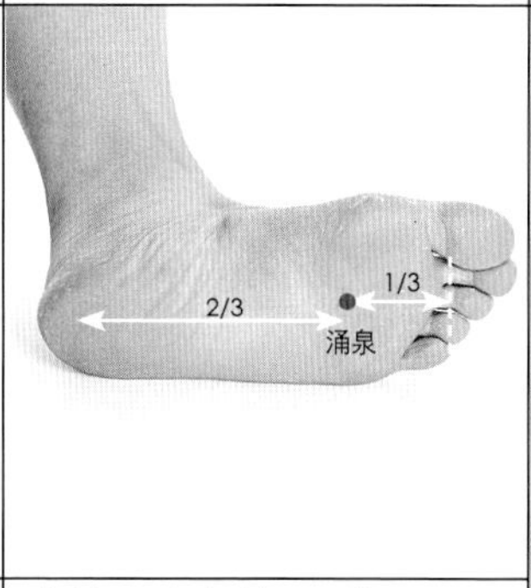

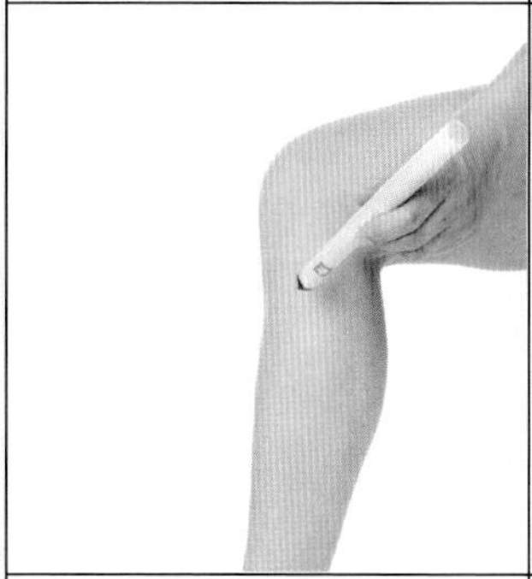

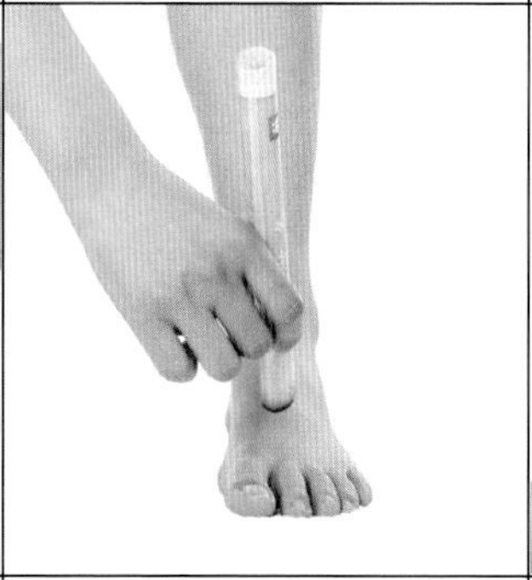

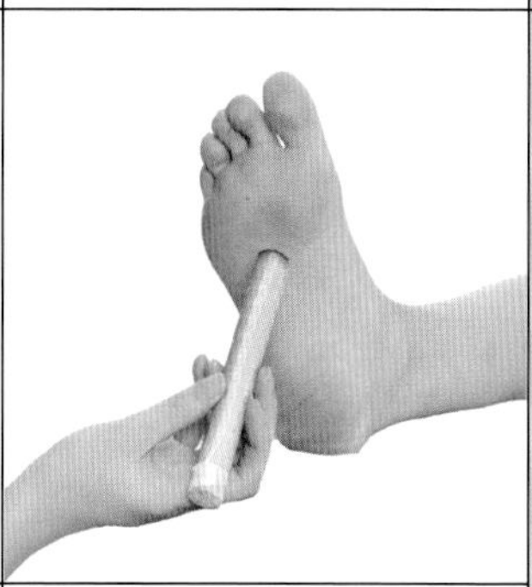

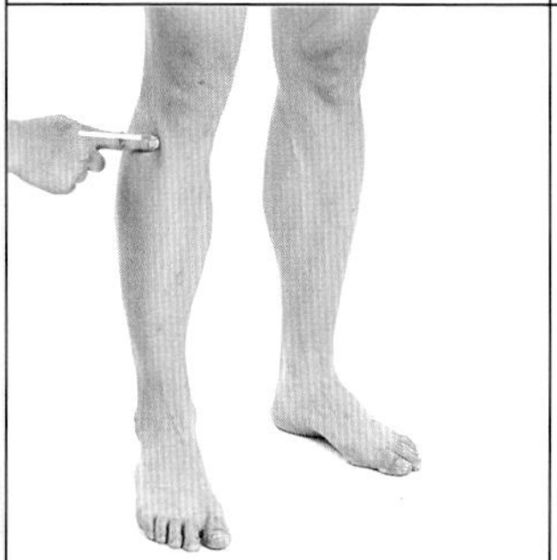

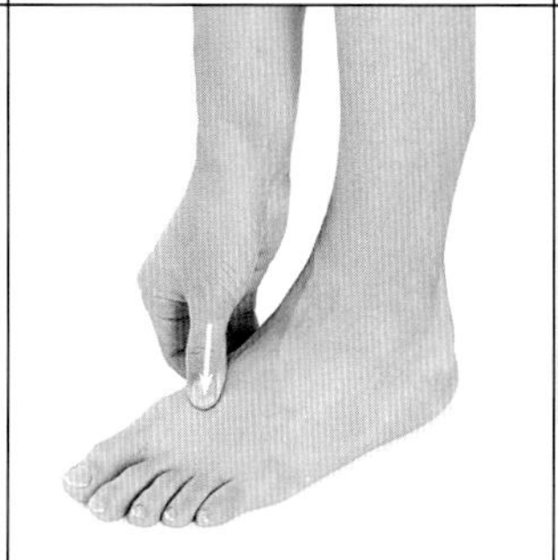

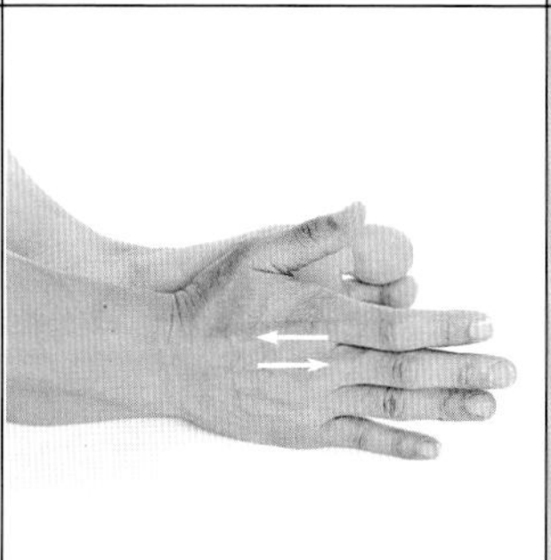

定位

取穴

灸法

增效疗法

79

# 高脂血症

## 温和灸丰隆穴、阳陵泉穴、足三里穴等

**症状：** 高脂血症是一种全身性疾病，患者常伴有肥胖、行动迟缓、呼吸短促、易疲劳、多汗等症状。高脂血症已成为中老年人的常见病，是造成动脉粥样硬化和心脏病的一个重要危险因素。

**病因：** 此病是由于体内脂类代谢或运转异常，使血浆中一种或多种脂质超出正常范围。而血脂过高是体内痰湿蕴结所为，体内湿寒之气过重，就会积聚为浓稠不易流动的痰湿，致使运化失常、血脂浓稠。所以中医降血脂的关键是化痰祛湿。

**治则：** 健脾和胃、行气运中，所以可取手足阳明经丰隆穴、足三里穴、合谷穴、天枢穴，足少阳胆经阳陵泉穴等，行气助阳、燥湿化痰；再配以任脉经胃之募穴——中脘穴，足太阳经脾俞穴、胃俞穴，通过增强脾胃的运化代谢功能，分清别浊、消除痰湿生长的内在环境。

**主穴：** 丰隆穴、阳陵泉穴、足三里穴。

**辅穴：** 合谷穴、天枢穴、中脘穴、脾俞穴、胃俞穴。

**灸法：** 温和灸。

**时间：** 温和灸以上各穴，每穴灸 20~30 分钟，每天 1 次，7 天为 1 个疗程，可连续治疗 5~9 个疗程。

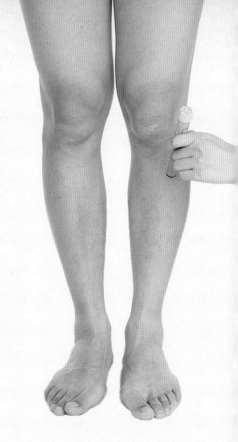

除了具有行气化痰的作用外，阳陵泉穴还是"筋之要穴"，常灸可舒筋、壮筋，治疗下肢筋病。

---

### 老中医简便方

#### 山楂菊花饮

**原料：** 山楂片 10 克，杭白菊 5 克。

**制法：** 山楂片、杭白菊冲入沸水，代茶饮用，每日 2 次，连用 1 个月，也可常饮。

**功效：** 此方有降血脂、胆固醇的作用，适用于有高脂血症者。

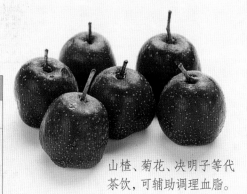

山楂、菊花、决明子等代茶饮，可辅助调理血脂。

| | 丰隆穴 | 阳陵泉穴 | 足三里穴 | |
|---|---|---|---|---|
| | 丰隆 | 阳陵泉 | 足三里 | 定位 |
| | 在小腿外侧，外踝尖上8寸，胫骨前肌的外缘处 | 在小腿外侧，腓骨头前下方凹陷中 | 位于小腿外膝眼下3寸，胫骨外侧处 | |
| | 犊鼻 1/2 8寸 丰隆 1/2 0 外踝尖 | 腓骨小头 阳陵泉 | 髌骨上外缘 足三里 | 取穴 |
| | 犊鼻穴与外踝尖两者的中点处 | 膝关节外下方，腓骨小头前下方凹陷处 | 同侧手虎口围住髌骨上外缘，余四指向下，中指指尖处 | |
| | | | | 灸法 |
| | 温和灸 20~30 分钟 | 温和灸 20~30 分钟 | 温和灸 20~30 分钟 | |
| | | | | 增效疗法 |
| | 用食指指尖点按丰隆穴30~50次 | 用拇指、食指拿捏20次左右 | 用食指按压 20~30 次 | |

81

# 冠心病

## 温和灸心俞穴、膻中穴、丰隆穴等

**症状：** 冠心病大致可分为原发性心脏骤停型、心绞痛型、心肌梗死型、心力衰竭型、心律失常型等 5 种类型。其主要的临床表现就是胸部出现压榨性疼痛，疼痛可放射至颈、颌、手臂及胃部，同时可伴有眩晕、气促、出汗、寒战、恶心、昏厥等症状，严重者可因心力衰竭而死亡。

**病因：** 冠心病属于由冠状动脉器质性狭窄或阻塞所引起的一种缺血性心脏病。中医认为当痰湿壅阻，就会导致气滞血瘀。长时间血液流通不畅之后，血管壁上的"垃圾"越堆越厚，冠状动脉就会粥状硬化，从而造成心肌缺血，形成冠心病。

**治则：** 冠心病源于气滞血瘀、胸脉痹阻，因而治疗该病，首先可取心俞穴、膻中穴等，宽胸理气、活血通痹；再取丰隆穴，行气化痰、祛瘀降浊；最后取内关穴、神门穴、劳宫穴等，益心气、养心血、通心脉。

**老中医简便方**

### 红花檀香茶

**原料：** 红花 5 克，檀香 5 克，绿茶 1 克。
**制法：** 红花、檀香、绿茶冲入沸水，代茶饮用。
**功效：** 此方有活血、化瘀、止痛的作用，可缓解冠心病患者心胸窒闷、隐痛等症状。

**主穴：** 心俞穴、膻中穴、丰隆穴。
**辅穴：** 内关穴、神门穴、劳宫穴。
**灸法：** 温和灸。
**时间：** 温和灸以上各穴，每穴灸 15 分钟左右，每天 1 次或 2 次。

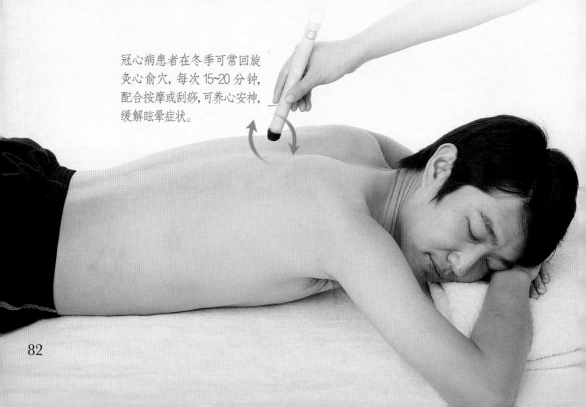

冠心病患者在冬季可常回旋灸心俞穴，每次 15~20 分钟，配合按摩或刮痧，可养心安神，缓解眩晕症状。

| | 心俞穴 | 膻中穴 | 丰隆穴 | |
|---|---|---|---|---|
| 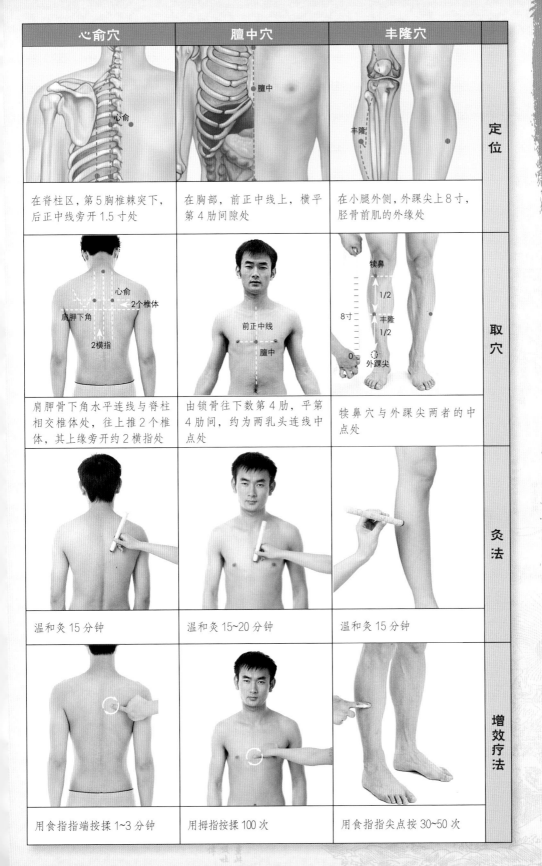 | | | | 定位 |
| | 在脊柱区，第5胸椎棘突下，后正中线旁开1.5寸处 | 在胸部，前正中线上，横平第4肋间隙处 | 在小腿外侧，外踝尖上8寸，胫骨前肌的外缘处 | |
| | | | | 取穴 |
| | 肩胛骨下角水平连线与脊柱相交椎体处，往上推2个椎体，其上缘旁开约2横指处 | 由锁骨往下数第4肋，平第4肋间，约为两乳头连线中点处 | 犊鼻穴与外踝尖两者的中点处 | |
| | | | | 灸法 |
| | 温和灸15分钟 | 温和灸15~20分钟 | 温和灸15分钟 | |
| | | | | 增效疗法 |
| | 用食指指端按揉1~3分钟 | 用拇指按揉100次 | 用食指指尖点按30~50次 | |

83

# 心悸

## 温和灸神门穴、内关穴、肺俞穴等

**症状：**心悸主要是指人的心脏及其周围部位突然出现的一阵难以自主的不适感，其主要临床表现有心率过快、过强或者心律跳动不规则。心悸多见于贫血、甲状腺功能亢进、冠心病、心律失常，以及一些自主神经和内分泌功能紊乱患者。

**病因：**心是"君主之官"，主神明、主血脉。同时，气为血帅、气为血养。寒、湿、痰等病邪在体内作祟，就会引起血脉淤堵，流通不畅，气息不顺。治心悸者，其首要任务就是益气养血、宁心安神。

**治则：**神为人体一切活动的控制者和调节者，故心慌乱时，即应安抚心神，此时可灸神门穴、内关穴，以安心神。再取肺俞穴，舒缓心肺之气。另一方面可取膻中穴、巨阙穴，调任脉阴血以养心气，温胸中之气以推心血，因为膻中穴有"上气海"之称，巨阙穴是心之募穴。还可取厥阴俞穴、心俞穴，可温通心阳、补益心气。

**主穴：**神门穴、内关穴、肺俞穴。

**辅穴：**膻中穴、巨阙穴、厥阴俞穴、心俞穴。

**灸法：**温和灸。

**时间：**温和灸以上穴位，先胸背后四肢，每穴灸10~15分钟，每天1次或2次。

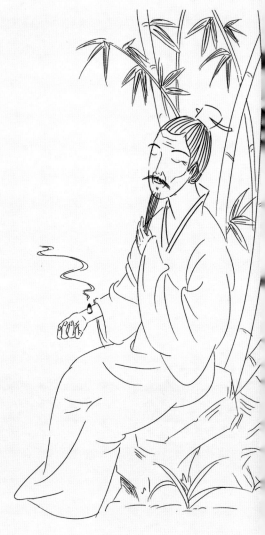

季节转换之时，每日隔姜灸内关穴3~5壮，可缓解与心脏相关的疾病症状。

---

### 老中医简便方

#### 五味子粥

**原料：**五味子10克，大米100克。

**制法：**五味子、大米放入锅中，加适量水，用文火煮成粥食用。每日1次。

**功效：**此方有宁心安神的作用，可缓解心悸症状。

| | 神门穴 | 内关穴 | 肺俞穴 | |
|---|---|---|---|---|
| | | | | 定位 |
| | 在腕前区，腕掌侧远端横纹尺侧端，尺侧腕屈肌腱的桡侧缘处 | 在前臂前区，腕掌侧远端横纹上2寸，掌长肌腱与桡侧腕屈肌腱之间 | 在脊柱区，第3胸椎棘突下，后正中线旁开1.5寸处 | |
| | | | | 取穴 |
| | 微握掌，另一手四指握手腕，屈拇指，指甲尖所到凹陷处 | 微屈腕握拳，从腕横纹向上量3横指，两条索状筋之间即是内关 | 低头屈颈，颈背交界处椎骨高突向下推3个椎体，下缘旁开2横指处 | |
| | | | | 灸法 |
| | 温和灸10~15分钟 | 温和灸10~15分钟 | 温和灸10~15分钟 | |
| | | | | 增效疗法 |
| | 用拇指指腹按揉2分钟 | 用拇指指尖点按10~15分钟，每日2~3次 | 用食指点穴50次 | |

# 中风后遗症

## 温和灸曲池穴、足三里穴、三阴交穴等

**症状：**中风后遗症是指脑部发生局部性血液循环障碍，导致不同程度的意识障碍，以及神经系统局部受损为特征的一类疾病，如脑出血、蛛网膜下腔出血、脑血栓等急性期过了以后所遗留的各种症状。常见的有一侧上下肢瘫痪无力、行动困难、口眼歪斜、口角流涎等。

**病因：**中医认为，造成中风后遗症的主要原因是体内气血痰湿淤滞、经脉郁阻不通。艾灸疗法能打通郁结、平肝息风、活血化瘀，从而改善上述症状，令身体逐渐康复。

**治则：**可先取手阳明大肠经合穴——曲池穴，足阳明经合穴——足三里穴，足太阴、厥阴、少阴三脉交会穴——三阴交穴，足阳明经络穴——丰隆穴，筋之八会穴——阳陵泉穴，以行气活血、舒筋通络；再取足少阴经原穴——太溪穴，足厥阴经原穴——太冲穴，足少阴经井穴——涌泉穴，以滋阴养血、补益肝肾。

**主穴：**曲池穴、足三里穴、三阴交穴。

**辅穴：**丰隆穴、阳陵泉穴、太溪穴、太冲穴、涌泉穴。

**灸法：**温和灸。

**时间：**温和灸以上各穴，每穴灸 15~30 分钟，疾病初期为每天灸 1 次，病情稳定后可每 2 天灸 1 次，半个月为 1 个疗程。

---

### 老中医简便方

#### 淮莲柠檬粥

**原料：**淮山药 20 克，莲子 30 克，冰糖 40 克，柠檬半个。

**制法：**淮山药、莲子焙干，研为细末。柠檬研磨成浆状，放入锅内，加水 200 毫升，煮沸后冲入淮山药、莲子粉和冰糖，搅拌均匀，放凉后食用。

**功效：**此方适用于脾虚痰湿型中风后遗症，可缓解如头昏目眩、神志恍惚、肢体麻木、运动不利、脘腹胀满、食少纳呆等症状。

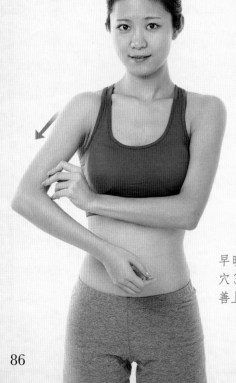

早晚垂直按压曲池穴 3~10 分钟，可改善上肢瘫麻的症状。

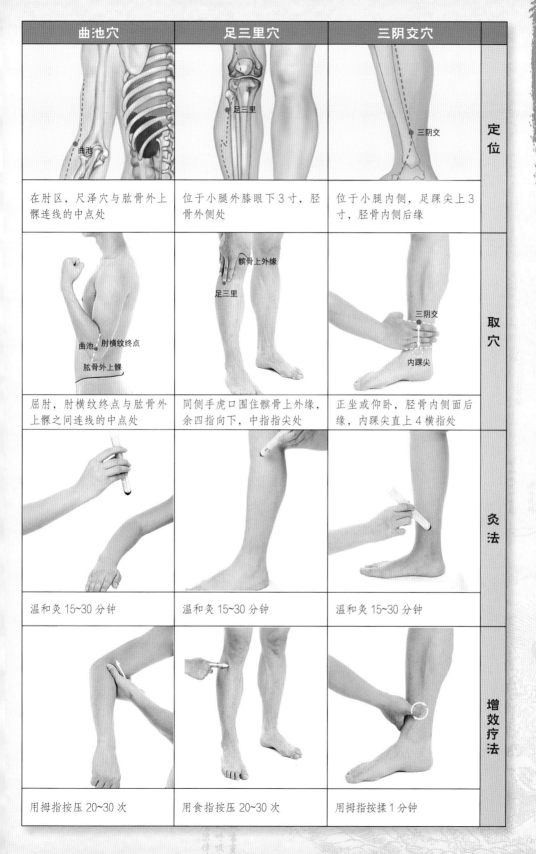

| 曲池穴 | 足三里穴 | 三阴交穴 | |
|---|---|---|---|
| 在肘区，尺泽穴与肱骨外上髁连线的中点处 | 位于小腿外膝眼下3寸，胫骨外侧处 | 位于小腿内侧，足踝尖上3寸，胫骨内侧后缘 | 定位 |
| 屈肘，肘横纹终点与肱骨外上髁之间连线的中点处 | 同侧手虎口围住髌骨上外缘，余四指向下，中指指尖处 | 正坐或仰卧，胫骨内侧面后缘，内踝尖直上4横指处 | 取穴 |
| 温和灸15~30分钟 | 温和灸15~30分钟 | 温和灸15~30分钟 | 灸法 |
| 用拇指按压20~30次 | 用食指按压20~30次 | 用拇指按揉1分钟 | 增效疗法 |

# 帕金森综合征

## 温和灸百会穴、合谷穴、四神聪穴等

**症状：** 该病又称震颤麻痹，临床上以四肢震颤、肌强直、运动减少为主要特征。发病时先见一侧上肢震颤，以后发展到同侧下肢、对侧上肢、对侧下肢，以静止状态时尤为明显。患者颈肌、躯干肌强直，导致头部前倾、表情呆板、步态紧张、动作迟钝、精神不宁、烦躁易怒。

**病因：** 在中医学里面，凡是肌肉痉挛抽搐之类的病症，常归于风邪所为，其中又可分为外风和内风。帕金森综合征则主要是内风所致，多数是由于肝阳上亢、风阳妄动，或肝肾阴虚、血不养筋，导致肌肉震颤、强直，步态紧张，动作迟钝等异常症状。

**治则：** 帕金森综合征在中医学里称为"风颤"，主要是由肝风内动、窜犯四肢所致。虚者多为肝肾不足，水不涵木所为，取百会穴、合谷穴、四神聪穴、太溪穴等，滋阴调阳。实者则由肝阳偏亢、内风扰动导致，故可取风府穴、风池穴、太冲穴等，平肝息风。

**主穴：** 百会穴、合谷穴、四神聪穴。

**辅穴：** 太溪穴、风府穴、风池穴、太冲穴。

**灸法：** 温和灸。

**时间：** 温和灸以上各穴，头面部每穴灸5分钟左右，四肢穴位每次灸15分钟左右。可连续灸1~2个月。

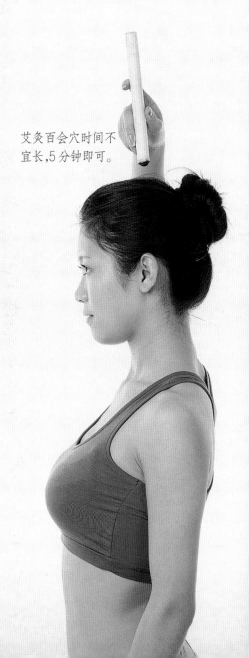

艾灸百会穴时间不宜长，5分钟即可。

---

### 老中医简便方

#### 钩藤水

**原料：** 全蝎6克，蜈蚣6克（研粉），钩藤30克。

**制法：** 将全蝎和蜈蚣粉加钩藤一起煮水，吞服。

**功效：** 此方可缓解风淫湿痹、手足不举等症状。

---

| 百会穴 | 合谷穴 | 四神聪穴 | |
|---|---|---|---|
| 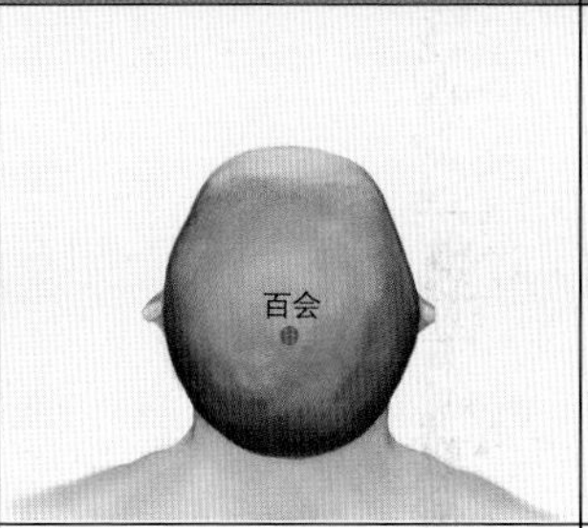 | 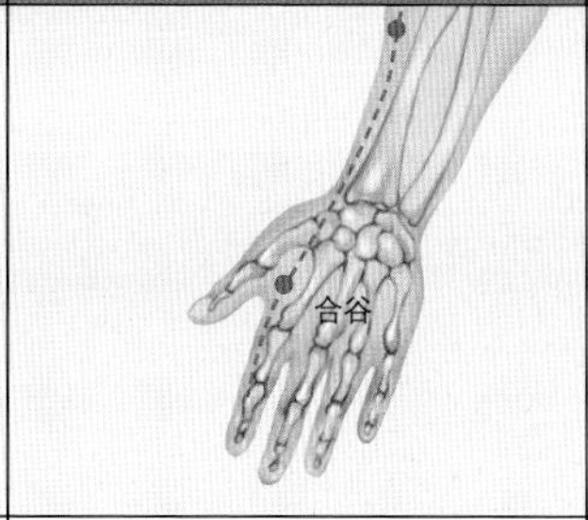 | 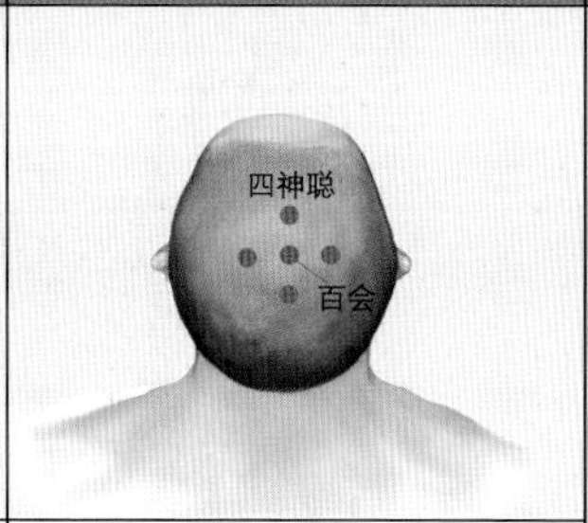 | **定位** |
| 在头部，前发际正中直上5寸处 | 在手背，第2掌骨桡侧中点处 | 在头部，百会前、后、左、右各旁开1寸，共4穴 | |
| 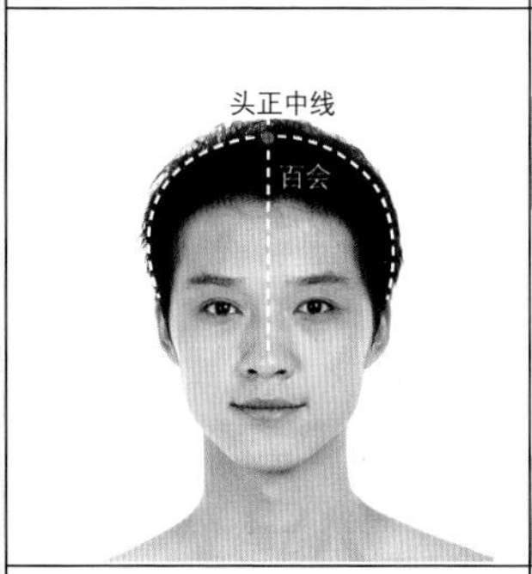 | 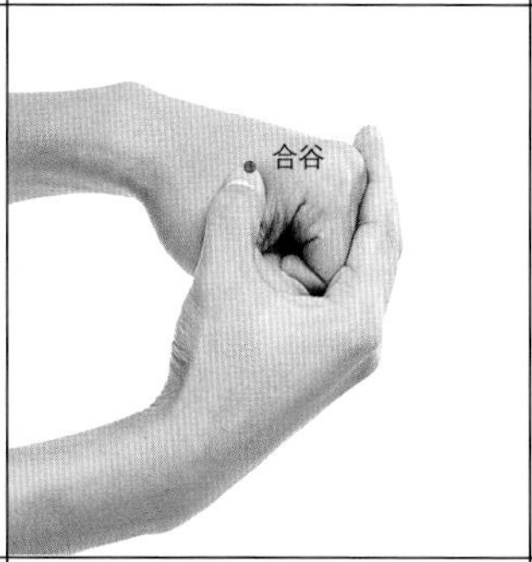 | 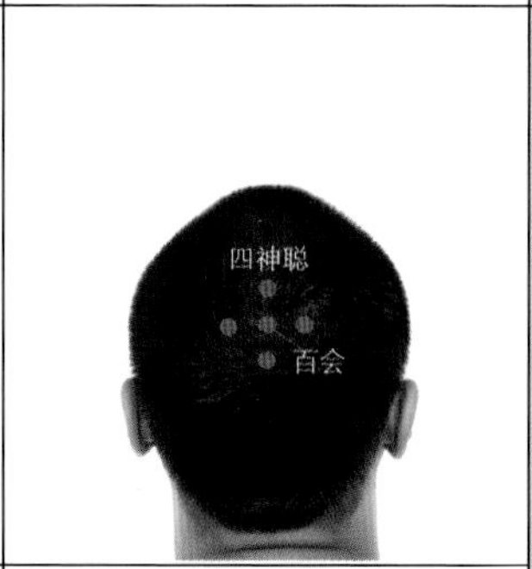 | **取穴** |
| 两耳尖与头正中线相交，按压有凹陷处 | 轻握拳，另一手握拳外，拇指指腹垂直下压处 | 先找到百会穴，其前后左右各量1横指处即是，共4穴 | |
| 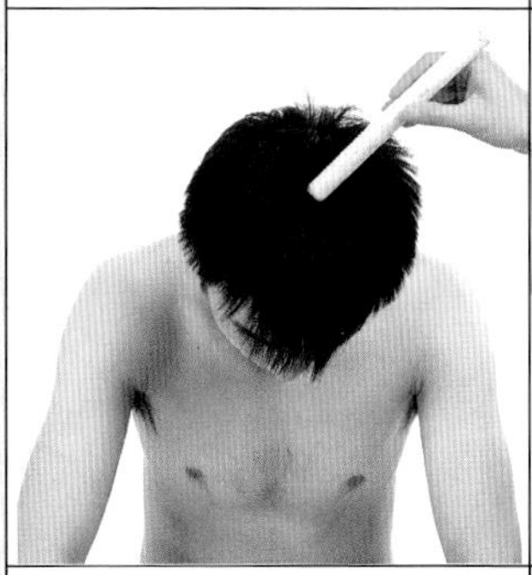 | 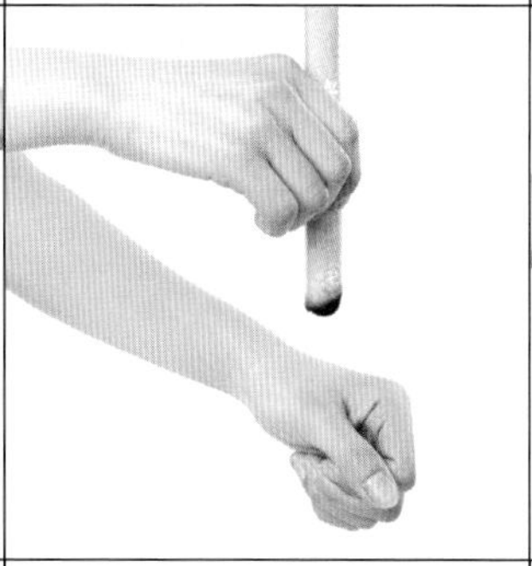 | 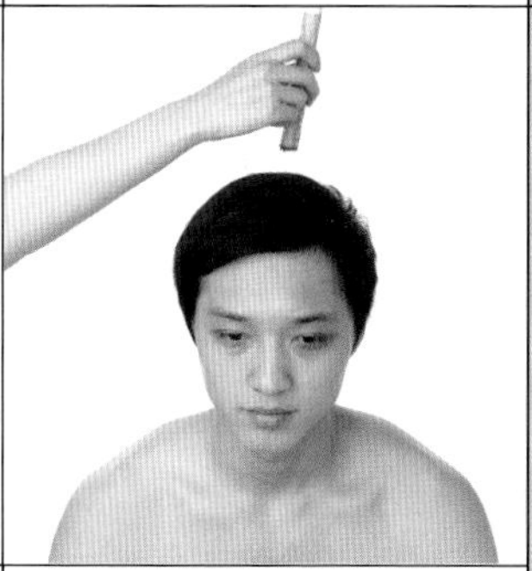 | **灸法** |
| 温和灸5分钟 | 温和灸15分钟 | 温和灸5分钟 | |
| 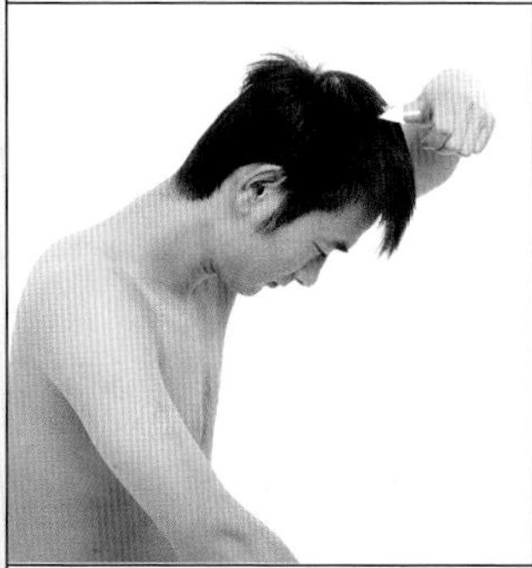 | 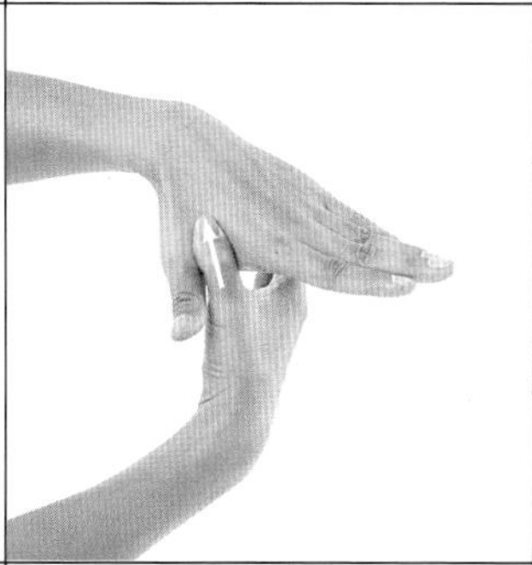 | 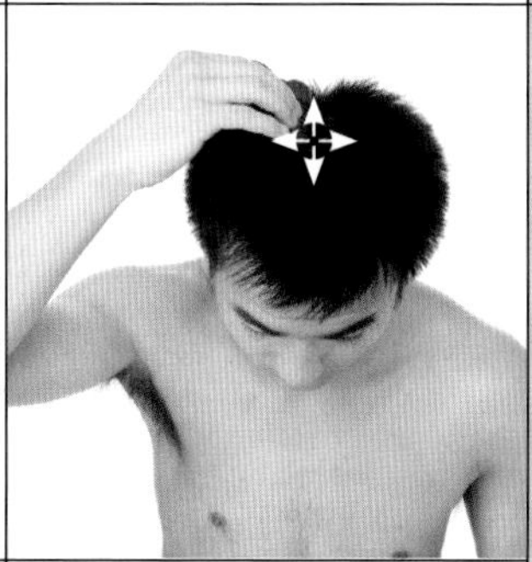 | **增效疗法** |
| 用拇指按揉100次 | 用拇指拿捏20~30次 | 用刮痧板刮拭5分钟 | |

找穴位，说灸法

89

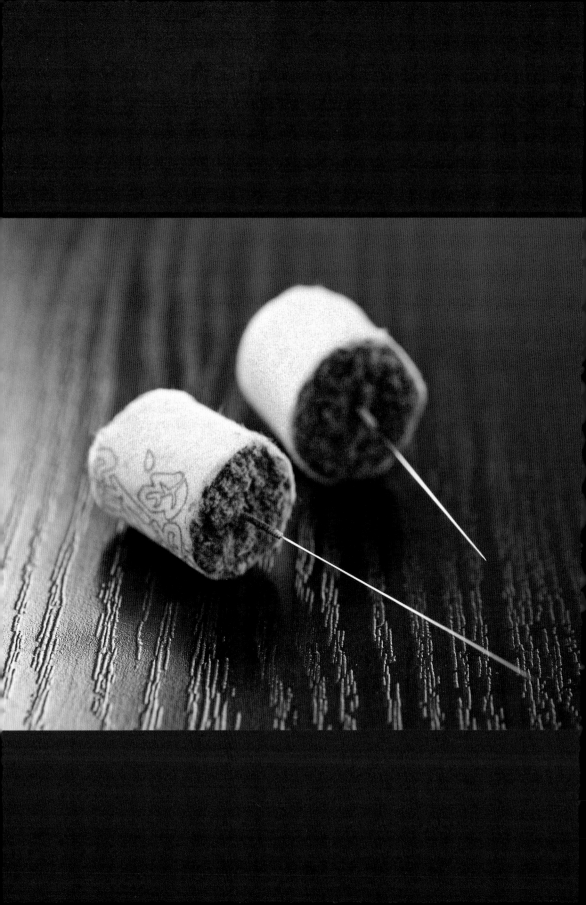

第六章

# 艾灸助阳健脾

## 为孩子提供温暖的保护

# 孩子艾灸的四个关键期

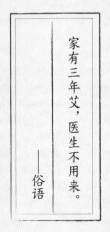

家有三年艾，医生不用来。

——俗语

儿童的身体还处于生长发育阶段，脏腑的形态和功能都尚未完善，本身就是纯阳之体，不仅脏腑娇嫩，连营气都没有充足。但儿童的生长发育又非常迅速，所以根据不同时期选择相对应的保健穴位进行施灸，则有利于促进儿童的生长发育，增强身体的免疫功能，且预防疾病的发生。

## 小儿艾灸注意事项

| 项目 | 注意事项 |
|---|---|
| 艾灸方法 | 由于小儿皮肤非常娇嫩，为免损伤皮肤、留下瘢痕，宜采用艾条灸，以温和灸、雀啄灸、回旋灸等灸法为宜 |
| 具体操作 | 施灸者可将另一只手的食指和中指放置于被灸部位的两侧，以感知灸疗处的温度变化 |
| 距离及温感 | 艾条位于穴位上方2~4厘米处，若局部皮肤稍有红晕、温热，小儿感觉较为舒适，可将艾条稍稍靠近皮肤一些；如红晕颜色加深、有灼热感，可令艾条离皮肤远一些 |
| 时间与间隔 | 艾灸时间宜短些，间隔宜长，一般每次灸10~15分钟，休息1天以后再灸1次；10次以后可改为每周灸1次，或半个月灸1次 |

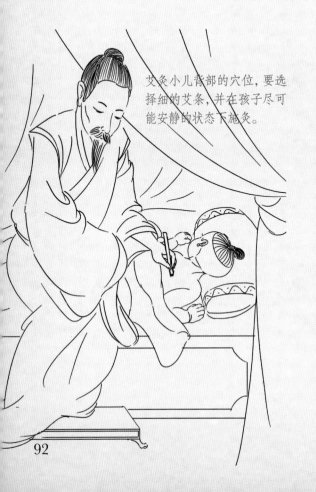

艾灸小儿背部的穴位，要选择细的艾条，并在孩子尽可能安静的状态下施灸。

日本针灸医师代田文志提出，婴儿期灸身柱穴，可促进生长发育；17岁左右灸风门穴，能预防呼吸系统疾病的发生；24岁左右灸三阴交穴，可减少生殖泌尿系统疾患的出现；30岁以后灸足三里穴，可以增强脾胃的功能，预防各种疾病。

## 给宝宝艾灸注意多

由于婴幼儿体质特殊，在给宝宝施灸过程中，最好选择在他睡熟的时候，以免宝宝惊恐、哭闹造成烫伤。施灸时，注意艾条与皮肤之间的距离要适中，谨防灼伤。艾灸之后及时开窗通风，以免宝宝呛咳。

# 宝宝必灸的两大保健穴

## 身柱穴、天枢穴

### 身柱穴

在日本医学界，身柱穴被称为"小儿百病之灸点"，其主要功效缘于它位置的特殊性。身柱穴位于第3胸椎棘突下凹陷中，属于督脉脉气所发之地，其名字就是全身之柱的意思。艾灸此穴可通阳理气、祛风退热，适用于小儿大部分病症。《日用灸法》记载小儿若无病，在其出生75天以后即可开始灸身柱等穴以保健康。若是有病，则时间不限，随时可灸。根据现代临床实践，如果治疗需要，婴幼儿一般可在出生后3~6个月开始施用灸法。

### 天枢穴

天枢穴位于人体腹部中段。中医认为，脐以上者天气主之，脐以下者地气主之，而天地之间，负责传导输送的，就是这个调控的枢纽天枢穴。由此可见天枢穴在人体中的重要位置。在经络中，天枢穴既为足阳明胃经管辖，又是大肠的募穴，人体所产生的诸多代谢产物，都要经胃肠排泄而出，如果人体的消化、吸收、排泄机能出现障碍，则湿、热、痰、瘀诸毒就会乘势而动。尤其是少年儿童，消化吸收功能较弱，再加上病从口入，稍有不当即可诱发疾病。所以天枢穴疏调肠胃、理气行滞的功效就特别重要。

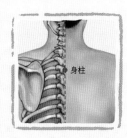

在脊柱区，第3胸椎棘突下凹陷中，后正中线上。

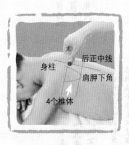

肩胛下角连线与后正中线相交向上4个椎体，下缘凹陷处。

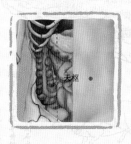

位于脐中水平线外侧2寸处，左右各1穴。

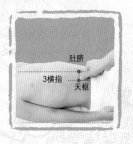

肚脐旁开约3横指，按压有酸胀感处。

# 小儿腹泻

## 温和灸神阙穴、下脘穴、天枢穴等

**症状：** 幼儿腹泻发生频率比较高，一般症状为大便次数增多，大便质地犹如水样或蛋花汤样，并可伴有呕吐、腹痛、发热、食欲减退等症状，严重的或长时期的小儿腹泻还会导致机体脱水、酸中毒、电解质紊乱等异常。

**病因：** 小儿脾胃薄弱。中医认为，外感风寒，喂养不当，腹部着凉，饮食生冷、不洁或者饥饱无度等，都可能引起小儿腹泻。所以治疗的根本就是调理胃肠气机、健脾补肾，运用温和灸疗法。这种治疗无痛苦，易被小儿接受，家长在家中即可自行为患儿治疗。

**治则：** 小儿肠胃功能原本就较弱，所以外邪侵袭或内部失调都可引发腹泻。其病虽然在脾、胃、肠等脏腑，但当以止泻为急，因此可先取神阙穴、下脘穴、天枢穴、中脘穴、大肠俞穴等，温中止泻；然后再取足三里穴、上巨虚穴、下巨虚穴等，清理胃肠、调整气机。

**主穴：** 神阙穴、下脘穴、天枢穴。

**辅穴：** 中脘穴、大肠俞穴、足三里穴、上巨虚穴、下巨虚穴。

**灸法：** 温和灸。

**时间：** 足三里穴、上巨虚穴、下巨虚穴每穴可灸 10 分钟左右，其他各穴可灸 5~10 分钟；每天 1 次，3 天为 1 个疗程，直至腹泻停止。

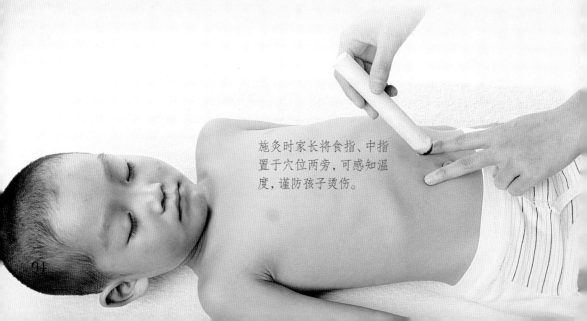

施灸时家长将食指、中指置于穴位两旁，可感知温度，谨防孩子烫伤。

| | 神阙穴 | 下脘穴 | 天枢穴 | |
|---|---|---|---|---|
| 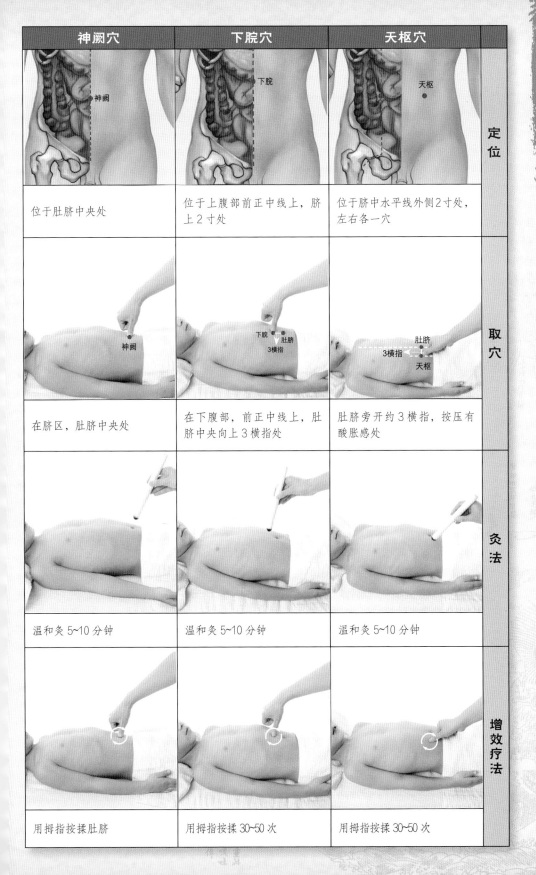 | | | | 定位 |
| | 位于肚脐中央处 | 位于上腹部前正中线上，脐上2寸处 | 位于脐中水平线外侧2寸处，左右各一穴 | |
| | | | | 取穴 |
| | 在脐区，肚脐中央处 | 在下腹部，前正中线上，肚脐中央向上3横指处 | 肚脐旁开约3横指，按压有酸胀感处 | |
| | | | | 灸法 |
| | 温和灸5~10分钟 | 温和灸5~10分钟 | 温和灸5~10分钟 | |
| | | | | 增效疗法 |
| | 用拇指按揉肚脐 | 用拇指按揉30~50次 | 用拇指按揉30~50次 | |

95

# 小儿遗尿

## 雀啄灸大杼穴、大肠俞穴、关元俞穴等

**症状:** 小儿遗尿,一般是指3岁以上儿童在熟睡时不自主地将小便尿在床上,俗称"尿床"。轻者可数夜遗尿一次,重者可每夜遗尿一次或数次;部分有长期遗尿症病史的患儿,还可出现面色萎黄、萎靡不振、精神无法集中等症状。

**病因:** 肾主闭藏,开窍于二阴,职司二便。生活中着凉受冷、惊恐受吓等就会引发肾气不足、下元虚寒。而肾气不足就会失职而不受控制,导致尿床;脾主运化,喜燥恶湿而制水,脾弱也会导致排尿无法控制。艾灸可以改善孩子的尿床现象,同时增强体质,平复情绪。

**治则:** 尿液由肾气所化,经膀胱而泻,出于前阴,因此治疗小儿遗尿,一是在气,二是在肾,故首先可取大杼穴、大肠俞穴、关元俞穴,畅通气血,再取气海穴、关元穴、中极穴等,益气补血,然后配胃俞穴,行气助运,最后配以肾俞穴、太溪穴等,固摄肾关。

**主穴:** 大杼穴、大肠俞穴、关元俞穴。

**辅穴:** 气海穴、关元穴、中极穴、胃俞穴、肾俞穴、太溪穴。

**灸法:** 雀啄灸。

**时间:** 雀啄灸以上穴位,每穴灸5~10分钟。

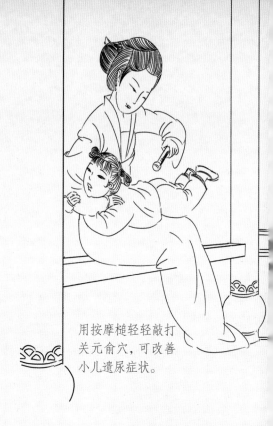

用按摩槌轻轻敲打关元俞穴,可改善小儿遗尿症状。

---

### 老中医简便方

#### 金樱子莲子粥

**原料:** 金樱子15克,莲子肉15克。

**制法:** 将金樱子、莲子肉洗净,浸泡1小时,放入锅中,加适量清水,煮煮成粥即可。

**功效:** 金樱子固精缩尿,莲子肉益肾。

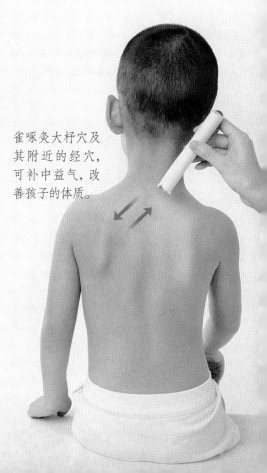

雀啄灸大杼穴及其附近的经穴,可补中益气,改善孩子的体质。

| | 大杼穴 | 大肠俞穴 | 关元俞穴 | |
|---|---|---|---|---|
| | 大杼 | 大肠俞 | 关元俞 | 定位 |
| | 在脊柱区，当第1胸椎棘突下，后正中线旁开1.5寸处 | 在脊柱区，第4腰椎棘突下，后正中线旁开1.5寸处 | 在脊柱区，第5腰椎棘突下，后正中线旁开1.5寸处 | |
| | 最高点 2横指 大杼 | 后正中线 2横指 大肠俞 髂前上棘 | 2横指 后正中线 关元俞 髂前上棘 | 取穴 |
| | 低头屈颈，颈背交界处椎骨高突向下推1个椎体，下缘旁开2横指处 | 两侧髂前上棘连线与后正中线交点，旁开2横指处 | 两侧髂前上棘连线与后正中线交点，往下推1个椎体，旁开2横指处 | |
| | | | | 灸法 |
| | 雀啄灸5~10分钟 | 雀啄灸5~10分钟 | 雀啄灸5~10分钟 | |
| | | | | 增效疗法 |
| | 用拇指按揉1~3分钟 | 拇指按压20~30次 | 拇指按压20~30次 | |

97

# 小儿哮喘

## 温和灸肺俞穴、天突穴、膻中穴等

**症状：**小儿哮喘主要是因为支气管平滑肌痉挛收缩、黏膜水肿，小儿出现胸闷气喘、呼吸困难等症状，大多数病例有感染和过敏。

**病因：**导致儿童支气管哮喘多发最主要的原因是呼吸道感染。小儿哮喘在寒冷季节或天气急剧变化时易发作，如天冷潮湿、着凉淋雨时。灸法治疗对抑制哮喘发作具有较好的疗效，能够增强孩子的免疫力，让孩子健康、有活力。

**治则：**小儿哮喘多数是受外界过敏原刺激，内有感染炎症，从而导致支气管发生痉挛。因此可取肺俞穴、天突穴、膻中穴、心俞穴等，舒缓胸肺之气，以解支气管痉挛；再取脾俞穴，健脾和胃、化痰除湿；最后取孔最穴、列缺穴等，泻肺通气、止哮平喘。

**主穴：**肺俞穴、天突穴、膻中穴。

**辅穴：**心俞穴、脾俞穴、孔最穴、列缺穴。

**灸法：**温和灸。

**时间：**胸背部穴位，每穴灸治 5 分钟左右；四肢穴位每穴灸治 5~10 分钟。

**老中医简便方**

**丝瓜鸡汤煲**

**原料：**嫩丝瓜 150 克，鸡肉 250 克，盐适量。

**制法：**丝瓜洗净去皮切块，鸡肉洗净切块。将鸡肉、丝瓜放入煲内，加适量清水，煲 45 分钟，加入盐即可。

**功效：**清热化痰，止咳平喘。

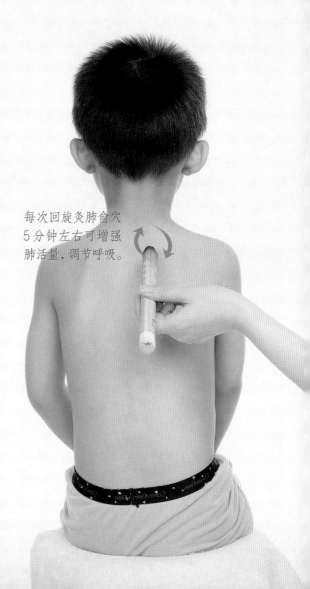

每次回旋灸肺俞穴 5 分钟左右可增强肺活量，调节呼吸。

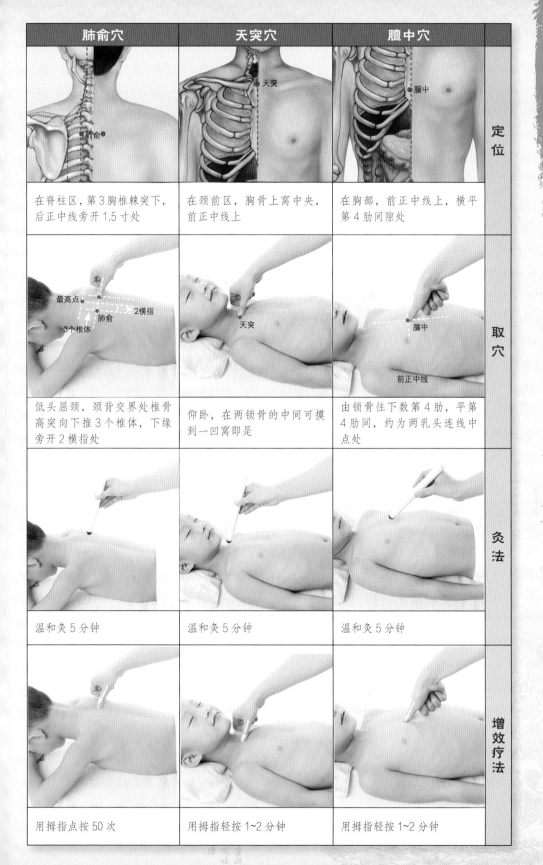

| 肺俞穴 | 天突穴 | 膻中穴 | |
|---|---|---|---|
| 在脊柱区，第3胸椎棘突下，后正中线旁开1.5寸处 | 在颈前区，胸骨上窝中央，前正中线上 | 在胸部，前正中线上，横平第4肋间隙处 | 定位 |
| 低头屈颈，颈背交界处椎骨高突向下推3个椎体，下缘旁开2横指处 | 仰卧，在两锁骨的中间可摸到一凹窝即是 | 由锁骨往下数第4肋，平第4肋间，约为两乳头连线中点处 | 取穴 |
| 温和灸5分钟 | 温和灸5分钟 | 温和灸5分钟 | 灸法 |
| 用拇指点按50次 | 用拇指轻按1~2分钟 | 用拇指轻按1~2分钟 | 增效疗法 |

# 小儿发热

## 温和灸大椎穴、肺俞穴、中脘穴等

**症状：** 小儿发热可分为外感发热和内伤发热，外感发热又可分为风寒发热和风热发热。外感风寒的幼儿常见有恶风畏寒、喜人怀抱、肢体畏缩、鼻塞、打喷嚏、流清涕、口不渴等症状；外感风热的幼儿多有喜露头面、扬手掷足、揭衣去被、口渴欲饮、鼻塞、流黄涕、小便短赤、大便干结等异常；内伤发热的幼儿主要表现为低热、厌食、腹痛、口臭、口渴、大便干燥呈羊屎蛋状，或便溏腥臭、夜卧不安，部分幼儿睡觉时可呈俯卧位状。

**病因：** 中医认为，小儿发热多为机体正邪相争的结果，其中外感多为风寒或风热侵袭，内伤则主要为积食所致。

**治则：** 病邪束表、寒热淤滞、食而不化，这些都会导致幼儿体温调节功能异常，出现发热。如果在家中采用艾灸清退小儿发热，首推便是"诸阳之会"的大椎穴，它总督、统率、调和全身之阳气，既可散寒补阳，又能通经泄热。人体中肺主气，

**老中医简便方**

**黄瓜豆腐汤**

**原料：** 黄瓜 250 克，豆腐 500 克。
**制法：** 黄瓜、豆腐洗净切片，放入锅中，加适量水煮汤，每次饮用 1 大杯，每日 2 次。
**功效：** 此方清热、生津、润燥，适用于小儿发热不退，口渴饮水多、尿多。

管皮毛、司宣发，与卫气相通相连，因而施灸肺俞穴，能固护人之正气、抵御外邪的侵袭，正如中医所说的"正气存内、邪不可干"。中脘穴、天枢穴，分别为胃和肠的募穴，施灸二穴，可宽中和胃、消食化积、退体内郁热。

**主穴：** 大椎穴、肺俞穴。
**辅穴：** 中脘穴、天枢穴。
**灸法：** 温和灸。
**时间：** 温和灸以上穴位 15 分钟，每天 1 次，至体温恢复正常。

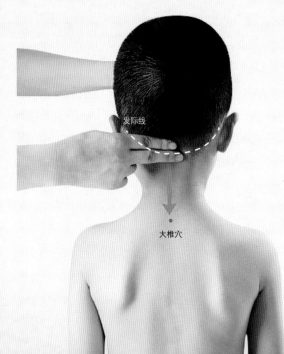

发际线

大椎穴

幼儿发热时还可以推拿天柱骨，帮助退热。一只手扶幼儿前额，另一手蘸水，先以食指、中指并拢轻拍后颈部 20 余次，再由后发际线推至大椎穴，以局部潮红为度。

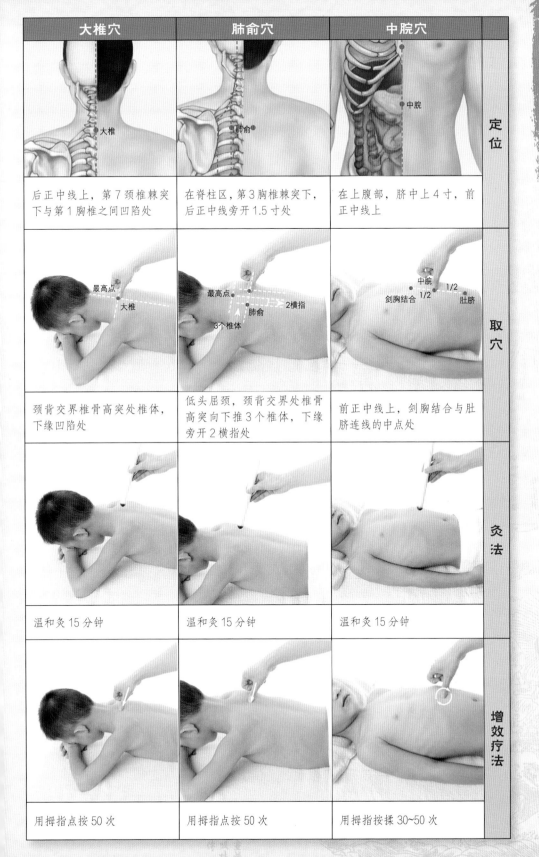

| | 大椎穴 | 肺俞穴 | 中脘穴 | |
|---|---|---|---|---|
| 定位 | 后正中线上，第7颈椎棘突下与第1胸椎之间凹陷处 | 在脊柱区，第3胸椎棘突下，后正中线旁开1.5寸处 | 在上腹部，脐中上4寸，前正中线上 | 定位 |
| 取穴 | 颈背交界椎骨高突处椎体，下缘凹陷处 | 低头屈颈，颈背交界处椎骨高突向下推3个椎体，下缘旁开2横指处 | 前正中线上，剑胸结合与肚脐连线的中点处 | 取穴 |
| 灸法 | 温和灸15分钟 | 温和灸15分钟 | 温和灸15分钟 | 灸法 |
| 增效疗法 | 用拇指点按50次 | 用拇指点按50次 | 用拇指按揉30~50次 | 增效疗法 |

# 小儿厌食

## 温和灸身柱穴、脾俞穴、中脘穴等

**症状：** 小儿厌食，一般是指小儿在一段时期内食欲不振，甚至拒食，并在排除了感冒、慢性腹泻、慢性肝炎等疾病之后，属于单纯性的厌食症。小儿厌食症在临床上主要表现为食欲不振、腹部胀满、呕吐、腹泻或便秘等不适症状。

**病因：** 小儿厌食缘于脾胃运化功能失职，饮食生冷，零食过多，从而引起了脾虚，食物不化滞留。脾胃被撑得满满的，孩子自然不肯再吃饭。艾灸疗法对小儿厌食症有一定效果，脾胃功能得以调整之后，孩子会有饥饿感，并逐渐饮食正常。

**治则：** 中医认为，小儿厌食发生的主要原因是体内脾胃运化功能失职，因此首先可取身柱穴、脾俞穴，行气健脾、和胃助运；再配以中脘穴、天枢穴，疏通中焦、调节气机；最后配以足三里穴、三阴交穴，增强食欲、运化水谷。

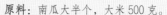

**老中医简便方**

**南瓜粥**

**原料：** 南瓜大半个，大米500克。
**制法：** 大米淘洗干净，加水煮至七八成熟时滤起。南瓜去皮去瓤，切成块，用油盐炒过后，将大米和南瓜混合，慢火蒸熟后食用。
**功效：** 此方适用于小儿因脾失健运而厌食。

**主穴：** 身柱穴、脾俞穴、中脘穴。
**辅穴：** 天枢穴、足三里穴、三阴交穴。
**灸法：** 温和灸。
**时间：** 温和灸以上穴位15~20分钟，穴位灸治顺序由背及腹，从上到下。

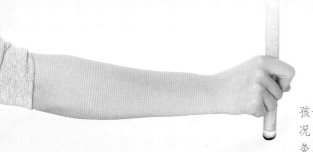

孩子出现呕吐、腹泻等情况时，可适当多灸腹部，灸后及时穿衣保暖。

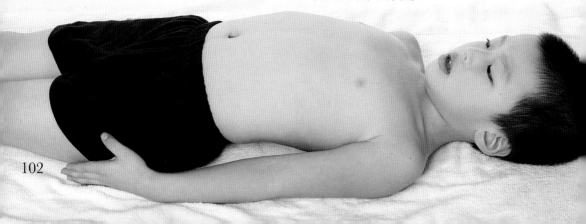

| | 身柱穴 | 脾俞穴 | 中脘穴 | |
|---|---|---|---|---|
| 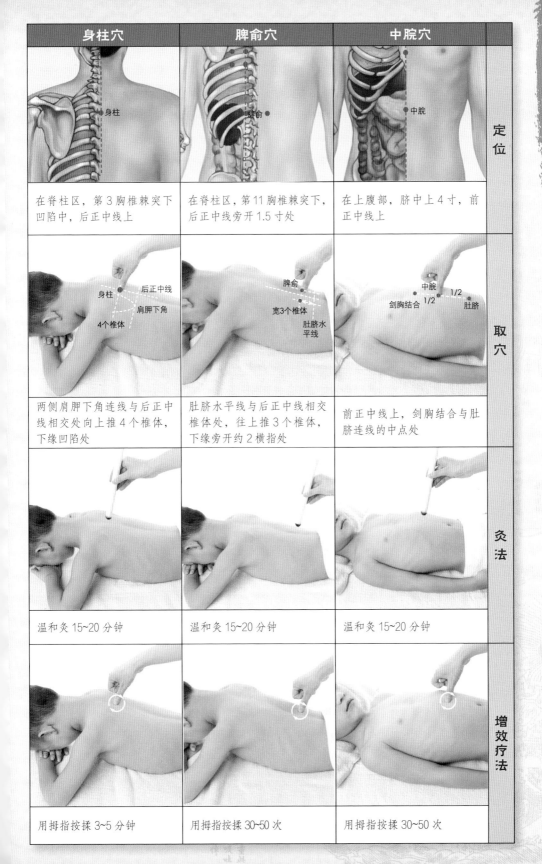 | 在脊柱区，第3胸椎棘突下凹陷中，后正中线上 | 在脊柱区，第11胸椎棘突下，后正中线旁开1.5寸处 | 在上腹部，脐中上4寸，前正中线上 | 定位 |
| | 两侧肩胛下角连线与后正中线相交处向上推4个椎体，下缘凹陷处 | 肚脐水平线与后正中线相交椎体处，往上推3个椎体，下缘旁开约2横指处 | 前正中线上，剑胸结合与肚脐连线的中点处 | 取穴 |
| | 温和灸15~20分钟 | 温和灸15~20分钟 | 温和灸15~20分钟 | 灸法 |
| | 用拇指按揉3~5分钟 | 用拇指按揉30~50次 | 用拇指按揉30~50次 | 增效疗法 |

103

# 小儿便秘

## 温和灸大肠俞穴、天枢穴、上巨虚穴等

**症状：** 小儿便秘根据其病因可分两大类，一类属功能性便秘，通过饮食、药物调理，即可以痊愈；另一类为先天性肠道畸形导致的便秘，需经外科手术矫治才可彻底治愈。

**病因：** 引起功能性便秘的原因很多，如食物摄入量不足、饮食结构不合理、胃肠蠕动功能偏弱、排便动力不足等。中医认为，胃肠积热或热病之后津液损伤，或身体虚弱、津液匮乏不能滋润大肠，都会导致大便排出困难。

**治则：** 小儿便秘病在大肠，或气滞热结，或津虚肠燥，故可取大肠俞穴、天枢穴、上巨虚穴、曲池穴、内庭穴等，行气导滞、清肠排便；取大横穴、三阴交穴等，健脾益气、生津润肠；取支沟穴，通利三焦、推动水气下行。

**主穴：** 大肠俞穴、天枢穴、上巨虚穴。

**辅穴：** 曲池穴、内庭穴、大横穴、三阴交穴、支沟穴。

**灸法：** 温和灸。

**时间：** 温和灸以上穴位 10~15 分钟，每天 1 次，连续灸 1 周为 1 个疗程。

每天用大拇指点按身柱穴 3 分钟，也有助于调理孩子脾胃、行气助运，促进胃肠蠕动。

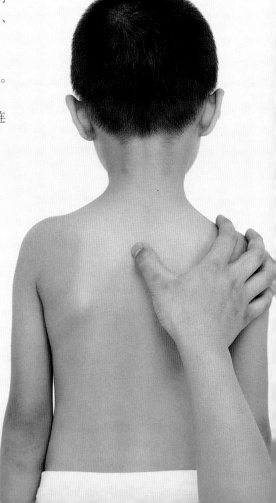

---

**老中医简便方**

### 芝麻菠菜

**原料：** 菠菜 200 克，芝麻 10 克，香油、盐各适量。

**制法：** 将芝麻小火炒至起香，碾成粉末状待用；菠菜入水烫至熟后捞出装盘，待凉后加盐、香油拌匀，撒上芝麻末即可。

**功效：** 芝麻富含亚油酸，便秘的小儿可常吃。

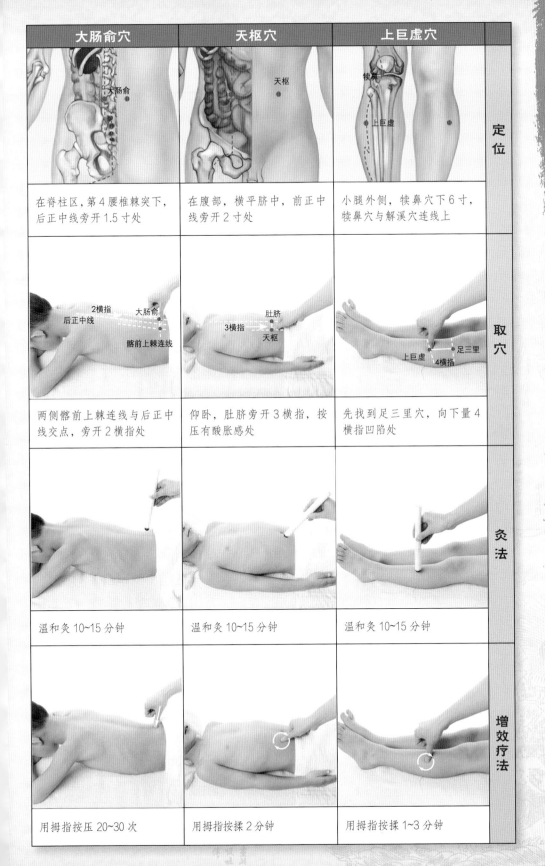

| 大肠俞穴 | 天枢穴 | 上巨虚穴 | |
|---|---|---|---|
| 在脊柱区，第4腰椎棘突下，后正中线旁开1.5寸处 | 在腹部，横平脐中，前正中线旁开2寸处 | 小腿外侧，犊鼻穴下6寸，犊鼻穴与解溪穴连线上 | 定位 |
| 两侧髂前上棘连线与后正中线交点，旁开2横指处 | 仰卧，肚脐旁开3横指，按压有酸胀感处 | 先找到足三里穴，向下量4横指凹陷处 | 取穴 |
| 温和灸10~15分钟 | 温和灸10~15分钟 | 温和灸10~15分钟 | 灸法 |
| 用拇指按压20~30次 | 用拇指按揉2分钟 | 用拇指按揉1~3分钟 | 增效疗法 |

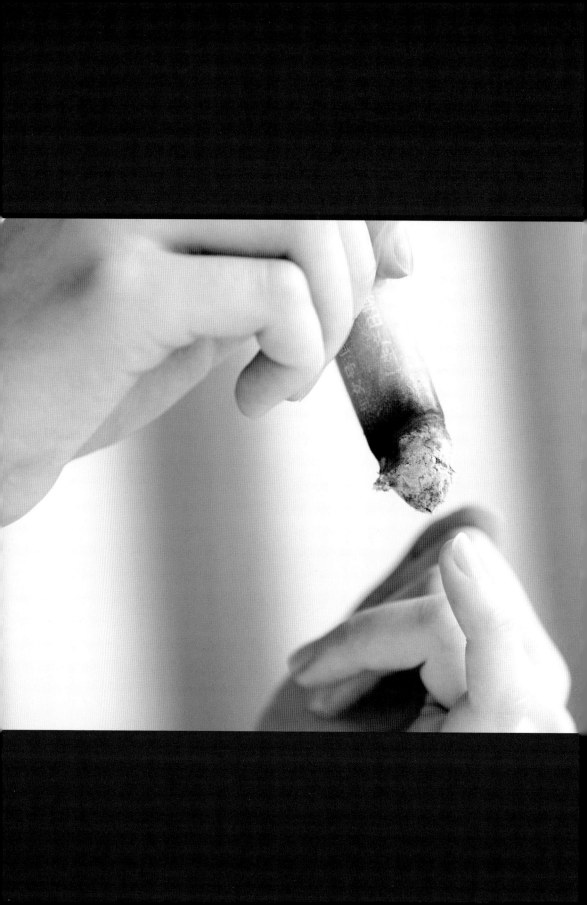

第七章

补肾壮阳气

灸出男性的力量

# 艾灸能激发身体的"阳气之海"

阳气是生命活动的动力，男性作为阳刚之体，最需要肾阳之气的升腾与滋养。明朝张介宾在《景岳全书》中说天地万物生长繁衍，全靠这一轮太阳。

而督脉主一身之阳气，被称为"阳脉之海"，所以督脉顺畅，阳气运行于全身，随后方有生命之运动和代谢、种群的生殖与繁衍。督脉共有 28 个穴位，大部分布在后背，如艾灸的常用穴位长强穴、命门穴、腰阳关穴、中枢穴、身柱穴等。男性养生后背可以多灸、常灸。一般可以采用艾罐灸，将艾罐固定在后背的穴位上，中间插上点燃的艾条，每穴灸 15 分钟左右，即能起到调节阴精气血、养阳益气的作用。

督脉与脑相连，主管大肠、小肠、肺、胃、膀胱、肾等脏腑，主治泌尿生殖系统、消化系统病症，尤其是男性每天可用拇指指腹按揉命门穴 100 次，可治疗腰痛、肾脏疾病等；用手掌心按揉大椎穴，每天 10~20 次，以温热感为宜，对五劳七伤、盗汗、颈痛有良好的缓解效果。如遇到食欲不振等脾胃疾病，可用刮痧板由上而下刮拭中枢穴；左手或右手握拳，以食指掌指关节突起部置于腰阳关穴上按揉 3~5 分钟，可治疗腰膝酸痛、阳痿、早泄等病症。

督脉温煦则肾阳充足，肾阳充足则精、气、神三者齐全，经气则运行顺畅，人则强健无病，活力四射。尤其是男性，属阳刚之体，其阳气为生存之本、力量之泉。所以男性平时如果能经常以纯阳之艾火，灸补督脉之火，便可振奋体内阳气，使肾阳不熄、精气充盈、气血旺盛、无病少病。

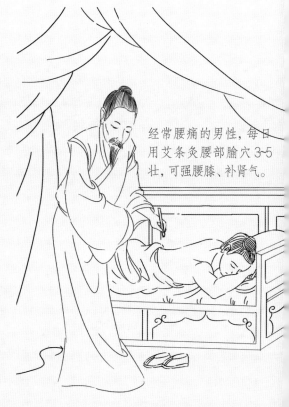

经常腰痛的男性，每日用艾条灸腰部腧穴 3~5 壮，可强腰膝、补肾气。

# 督脉穴位

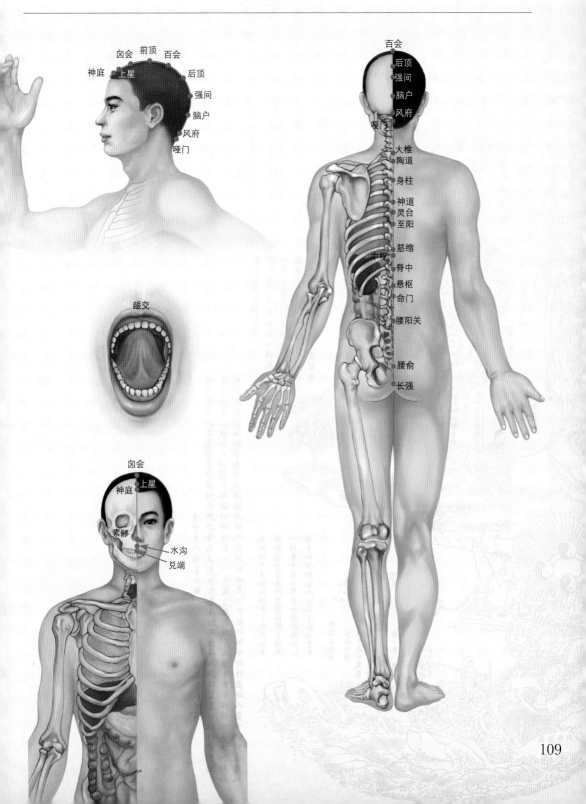

囟会　前顶　百会
神庭　上星
后顶
强间
脑户
风府
哑门

百会
后顶
强间
脑户
风府
哑门

大椎
陶道
身柱
神道
灵台
至阳
筋缩
中枢
脊中
悬枢
命门
腰阳关
腰俞
长强

龈交

囟会
神庭　上星
素髎
水沟
兑端

# 男性必灸的保健穴

## 命门穴、长强穴

### 命门穴

又名"精宫"，为督脉之穴，位于腰部。命，人之根本；门，出入的门户。它是生命之火起源和藏匿的地方，与腹部的神阙穴（肚脐）遥遥相对、前后呼应，在中医学中有着非常特殊的意义。在人体经络中，督脉主要负责一身之阳，而命门穴又与肾相通，所以体内的肾阳之火便聚集在这命门穴之中。平时人们常说的进补命门则意指益肾壮阳。明朝张

介宾强调"命门为元气之根"。尤其对于男性，命门穴的保健更是必不可少，医学典籍《难经》称，命门是全身精气聚集的房舍，元气的所在之地，男性的至关重要的藏精之所。身患男性疾病时，可以温和灸命门穴20~30分钟，每天1次或2次，10天为1个疗程，2个或3个疗程即能见到效果。经常按摩命门穴也能够补肾纳气、温肾健腰，持之以恒则可起到补肾、固精、壮腰膝、通经络的作用。除此之外，艾灸此穴能够缓解并治疗腰痛、精力减退、疲劳感、老年斑等。临床上命门穴配伍肾俞穴，对大部分男性疾病均有效果。

> 命门者，精神之所舍，男子藏精，女子系胞。
>
> ——（元）滑寿《难经本义》

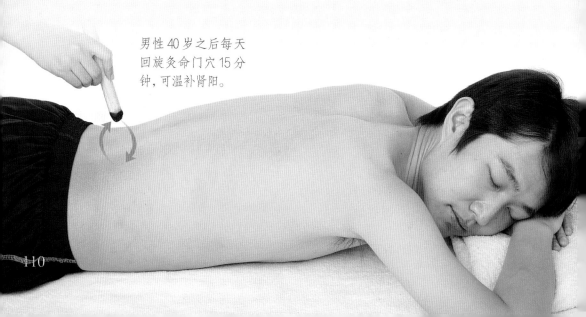

男性40岁之后每天回旋灸命门穴15分钟，可温补肾阳。

## 长强穴

别称"尾闾穴"，位于尾骨端和肛门之间。从其所在位置即可得知，其功效必与肛肠疾病有关，例如痔疮、肛瘘、腹泻、便秘、便血、脱肛等。从经络的位置来看，长强穴既是督脉的末端与络穴、阳气之尾，又是督脉与任脉阴血相衔接、转折的关键点，也就是说这里是阴阳交汇对接之处。所以灸疗长强穴，能够调整阴阳的平衡，促进任督两脉经气的流通，经脉流通顺畅则前可治会阴之疾，后可疗骶尾之病。其实，从根源来讲，二阴部位的各种症状表面看起来在窍，实则在肾，强健源于肾，病变也是源于肾。长强穴，离前后二阴最近，而二阴为肾之所窍，一开一合，都受到肾气的控制，尤其肾阴连接于任脉，起于会阴穴；肾阳连接于督脉，终于长强穴。由此可见培补肾中阴阳二气，皆离不开长强穴。日常可采用艾条回旋灸长强穴，每天灸1次，每次15分钟左右。

按摩长强穴时，需正坐，上身前俯，一手伸到臀后，用中指或拇指用力按揉，每天早晚各1~3分钟。不仅能够缓解遗尿、多尿、夜尿、小便失禁、排尿淋漓不净等泌尿系统病症，而且可以治疗阳痿、早泄、遗精、不育、性欲下降、腰酸背痛、生殖功能异常、性激素分泌紊乱、头晕、目眩、耳鸣、记忆力减退等多种病症。

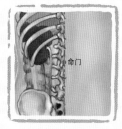

在脊柱区，第2腰椎棘突下凹陷中。

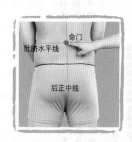

肚脐水平线与后正中线交点，按压有凹陷处。

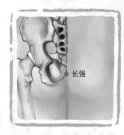

在会阴区，尾骨下方，尾骨端与肛门连线的中点处。

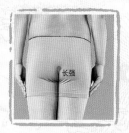

在尾骨端下，尾骨端与肛门连线中点处。

# 前列腺炎

## 温和灸命门穴、肾俞穴、阴陵泉穴等

**症状:** 前列腺炎占泌尿外科就诊量的 25%~40%。主要症状是尿频、尿急,排尿时疼痛或尿道烧灼感,以及小腹部、会阴部重坠和饱胀感等不适。

**病因:** 引起前列腺炎的原因有很多,如饮酒过度、嗜食辛辣厚味,导致内生湿热,湿热邪气淤滞在器官中;或者久居寒湿之地、涉水着凉、外感寒湿,引起器官病变。通常以肾虚、湿热、血瘀而致病。艾灸疗法可以温肾化气,有效化解湿热下注、肾虚、膀胱气化不利等。

**治则:** 肾主水,司二便,督脉督一身之阳,水之运行需气推动,所以可取命门穴、肾俞穴、阴陵泉穴,改善肾气;以艾之热、灸之火,益气行水、补肾通淋。任脉任一身之阴,水液属阴,故任脉作为水液总管,有通利水液之责,因此,可取任脉中气海穴、关元穴、

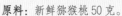

**老中医简便方**

**猕猴桃饮**

**原料:** 新鲜猕猴桃 50 克。
**制法:** 新鲜猕猴桃去皮,捣烂后加 250 毫升温开水,调匀后饮服。
**功效:** 此方解热通淋,适用于前列腺炎及小便涩痛。

中极穴;三阴交穴、太溪穴,分属脾、肾二经,有运化水湿、通利水道之功,取两穴,祛湿逐瘀、消肿散结。

**主穴:** 命门穴、肾俞穴、阴陵泉穴。

**辅穴:** 气海穴、关元穴、中极穴、三阴交穴、太溪穴。

**灸法:** 温和灸。

**时间:** 温和灸以上穴位 20~30 分钟,每天 1 次或 2 次,10 天为 1 个疗程。中间可休息 1~2 天,可连续施灸 2 个或 3 个疗程。

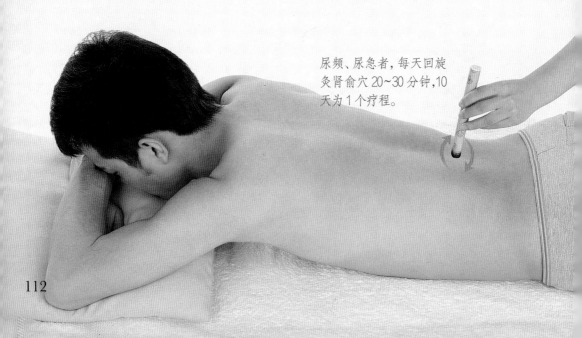

尿频、尿急者,每天回旋灸肾俞穴 20~30 分钟,10 天为 1 个疗程。

| | 命门穴 | 肾俞穴 | 阴陵泉穴 | |
|---|---|---|---|---|
| | | | | **定位** |
| | 在脊柱区，第 2 腰椎棘突下凹陷中 | 位于背部第 2 腰椎棘突下，旁开 1.5 寸处，左右各一穴 | 在小腿内侧，胫骨内侧髁下缘与胫骨内侧缘之间的凹陷中 | |
| | | | | **取穴** |
| | 肚脐水平线与后正中线交点，按压有凹陷处 | 肚脐水平线与脊柱相交椎体处，下缘旁开约 2 横指处 | 食指沿小腿内侧骨内缘向上推，抵膝关节下，胫骨向内上弯曲凹陷处 | |
| | | | | **灸法** |
| | 温和灸 20~30 分钟 | 温和灸 20~30 分钟 | 温和灸 20~30 分钟 | |
| | | | | **增效疗法** |
| | 用拇指指腹按揉 100 次 | 用拇指指腹按揉 100 次 | 用拇指指端按揉 30~50 次 | |

113

# 阳痿

## 回旋灸肾俞穴、关元穴、气海穴等

**症状：**阳痿，是指在有性欲状态下，阴茎不能勃起进行正常性交；或阴茎虽能勃起，但不能维持足够的时间和硬度。它是男性身体健康的晴雨表，如果阴茎缺少了血液的进入和支撑，是根本无法正常勃起的。

**病因：**在中医看来，造成阳痿的主要原因一是命门火衰，二是湿热下注。根治的关键是激发和振奋机体元阳之气，祛除下身湿热，艾灸主要适用于功能性阳痿，能够益气壮阳、强腰固肾，但是对器质性病变导致的阳痿疗效欠佳。

**治则：**若是命门火衰，灸时以任脉、督脉经穴为主，配以足少阴肾经、足太阴脾经、足太阳膀胱经诸穴，以关元穴培元固本；肾俞穴、气海穴、太溪穴补肾健脾。如果是湿热下注，灸时以任脉、足太阴脾经、足阳明胃经为主，以中极穴清膀胱湿热，三阴交穴健脾利湿。

**主穴：**肾俞穴、关元穴、气海穴。

**辅穴：**太溪穴、中极穴、三阴交穴。

**灸法：**回旋灸。

**时间：**回旋灸以上穴位 15~20 分钟。

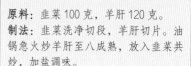

老中医简便方

**韭菜炒羊肝**

**原料：**韭菜 100 克，羊肝 120 克。
**制法：**韭菜洗净切段，羊肝切片。油锅急火炒羊肝至八成熟，放入韭菜共炒，加盐调味。
**功效：**此方有补肝肾、益精血的作用，适用于肝肾不足、精血亏虚所致阳痿。

选择中等艾炷，直接置于关元穴，灸 3~5 壮，每天坚持，可培元固本。

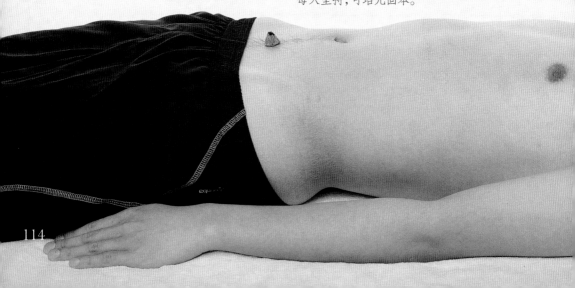

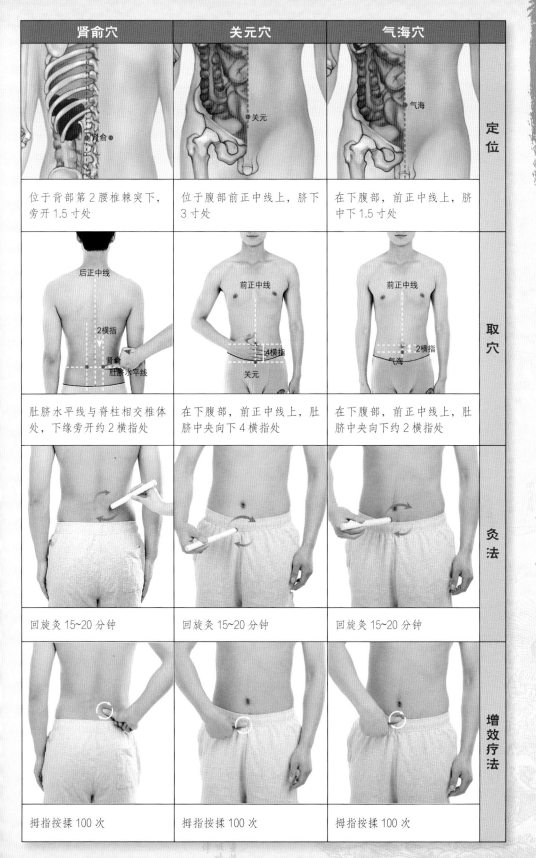

| 肾俞穴 | 关元穴 | 气海穴 | |
|---|---|---|---|
| 位于背部第2腰椎棘突下，旁开1.5寸处 | 位于腹部前正中线上，脐下3寸处 | 在下腹部，前正中线上，脐中下1.5寸处 | 定位 |
| 肚脐水平线与脊柱相交椎体处，下缘旁开约2横指处 | 在下腹部，前正中线上，肚脐中央向下4横指处 | 在下腹部，前正中线上，肚脐中央向下约2横指处 | 取穴 |
| 回旋灸15~20分钟 | 回旋灸15~20分钟 | 回旋灸15~20分钟 | 灸法 |
| 拇指按揉100次 | 拇指按揉100次 | 拇指按揉100次 | 增效疗法 |

115

# 早泄

## 温和灸三焦俞穴、足三里穴、阴包穴等

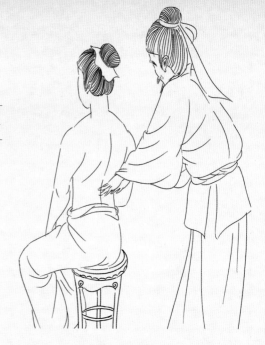

**症状：** 早泄是指性交过程中过早射精的现象，导致早泄发生有心理和生理两部分原因。中医认为，该病主要在于肾亏，固摄失职，不能制于精，或阴虚相火妄动，内扰于精室。针对穴位进行艾灸，能够滋养肾气，调节生殖系统功能，去除男性难言之隐。

**病因：** 肾主精、主生殖，但脏是藏，腑才泻，因而生精在肾，泄精在膀胱。若膀胱湿热下注，肾中精气运化失常，就会导致早泄。所以滋补肾阳、清理湿热、固摄精关，才是治病之本。

艾灸后用拇指指腹用力按压三焦俞、肾俞等膀胱经穴，每次停留15秒，可利湿下行。

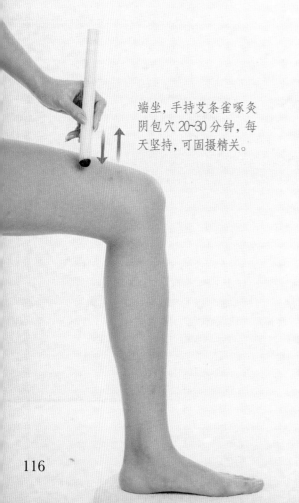

端坐，手持艾条雀啄灸阴包穴20~30分钟，每天坚持，可固摄精关。

**治则：** 可取三焦俞穴、足三里穴、阴包穴、关元俞穴、大肠俞穴、小肠俞穴等，调经气，控精关；曲骨穴、中极穴为任脉之穴，中极穴又是膀胱经募穴，曲骨穴紧靠肾之外窍——前阴，取之可补益肾气、通调任督二脉。

**主穴：** 三焦俞穴、足三里穴、阴包穴。

**辅穴：** 关元俞穴、大肠俞穴、小肠俞穴、曲骨穴、中极穴。

**灸法：** 温和灸。

**时间：** 腰腹部各穴每穴灸15分钟；四肢穴位每穴灸20~30分钟。

---

### 老中医简便方

**腐皮白果粥**

**原料：** 白果5克，豆腐皮25克，大米50克。

**制法：** 将白果去壳和芯，豆腐皮切条。将大米、白果放入锅中，加水熬煮至七成熟时，加入豆腐皮，同煮至熟。

**功效：** 此方补肾益肺，适用于早泄、遗尿、小便频数、肺虚咳喘等症。

| | 三焦俞穴 | 足三里穴 | 阴包穴 | |
|---|---|---|---|---|
| 定位 | 在脊柱区，第1腰椎棘突下，后正中线旁开1.5寸处 | 位于小腿外膝眼下3寸，胫骨外侧处 | 在股前区，髌底上4寸，股内肌与缝匠肌之间 | 定位 |
| 取穴 | 肚脐水平线与脊柱相交椎体处，往上推1个椎体，旁开2横指处 | 同侧手虎口围住髌骨上外缘，余4指向下，中指指尖处 | 大腿内侧，膝盖内侧上端的骨性标志，直上5横指处 | 取穴 |
| 灸法 | 温和灸15分钟 | 温和灸20~30分钟 | 温和灸20~30分钟 | 灸法 |
| 增效疗法 | 用食指指端按揉20~30次 | 用食指按压20~30次 | 用食指指腹轻揉20~30次 | 增效疗法 |

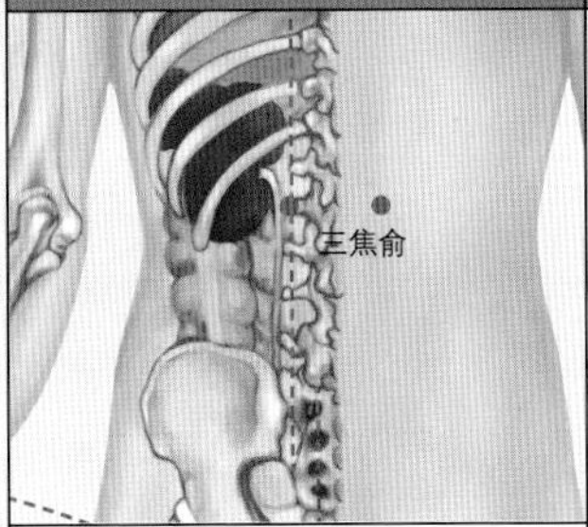

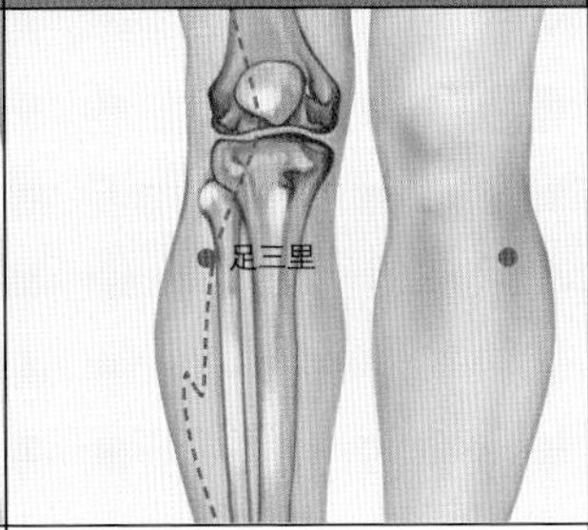

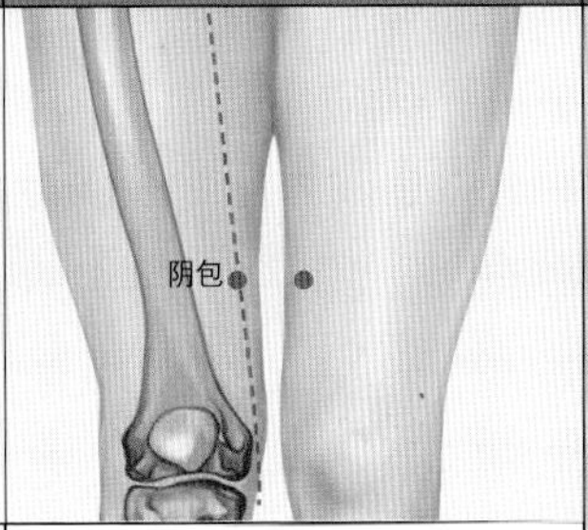

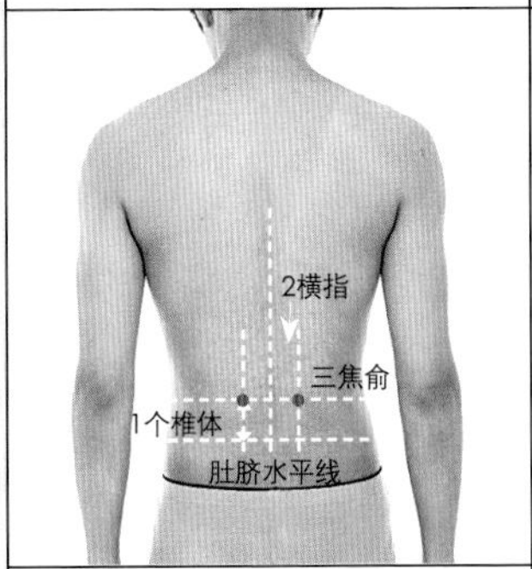

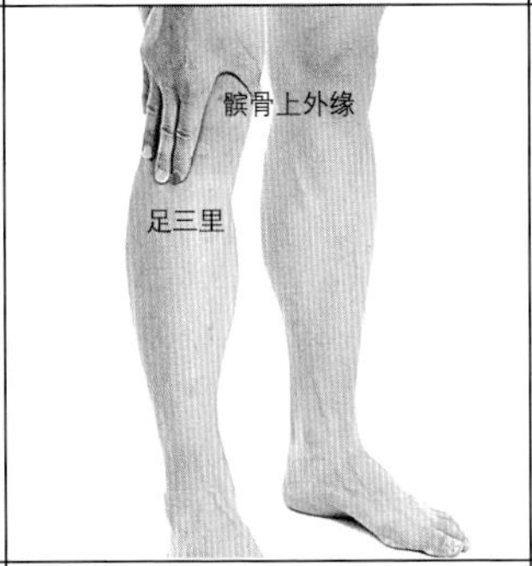

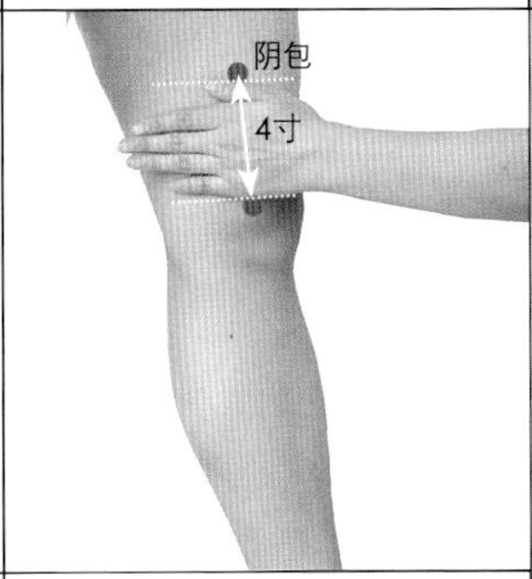

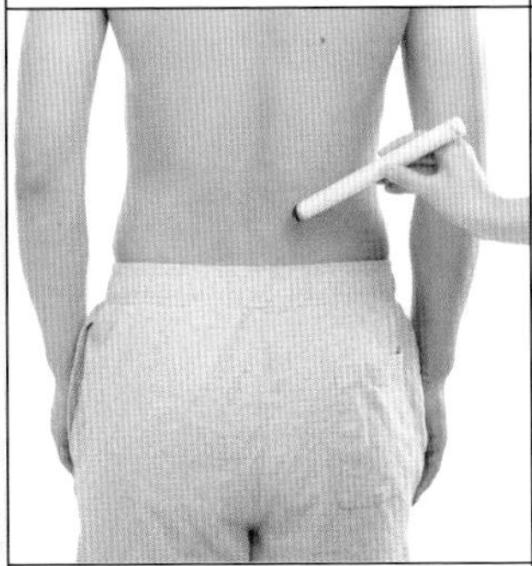

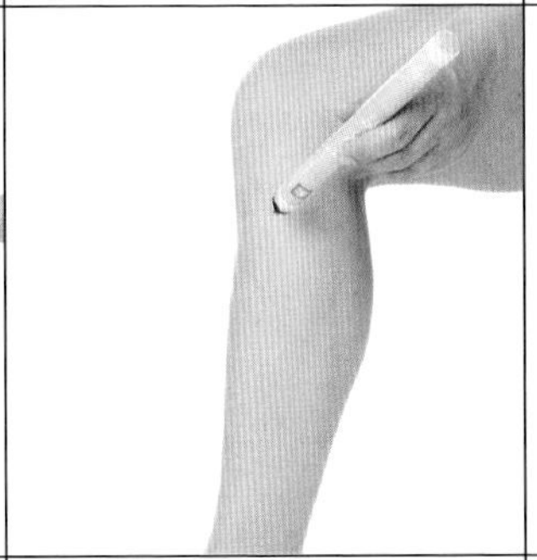

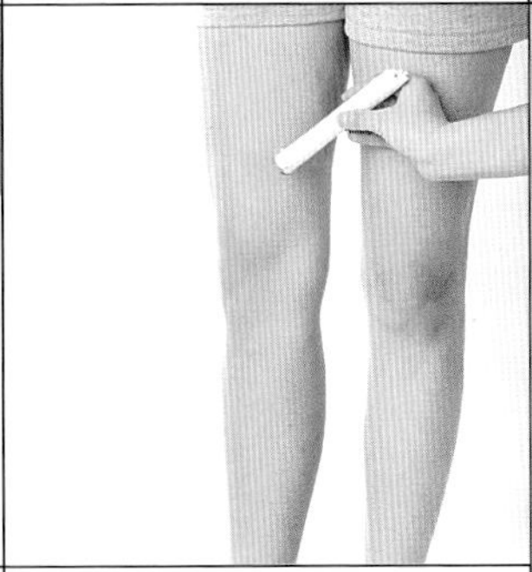

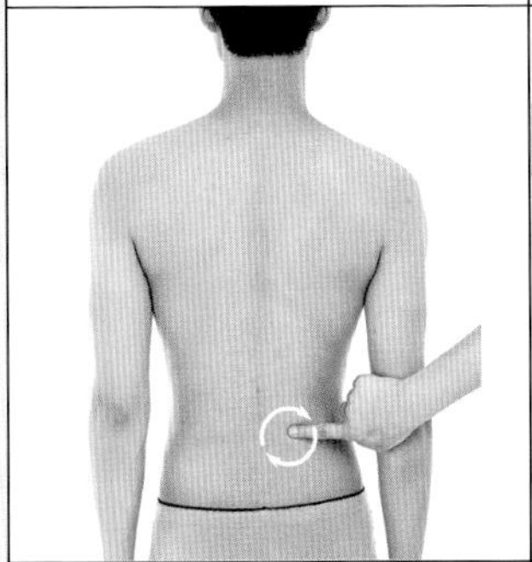

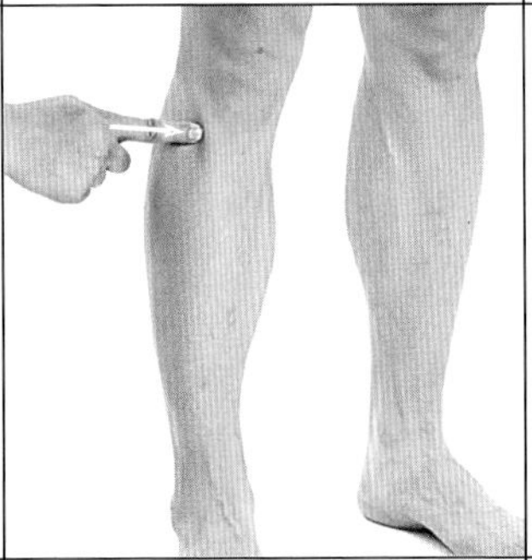

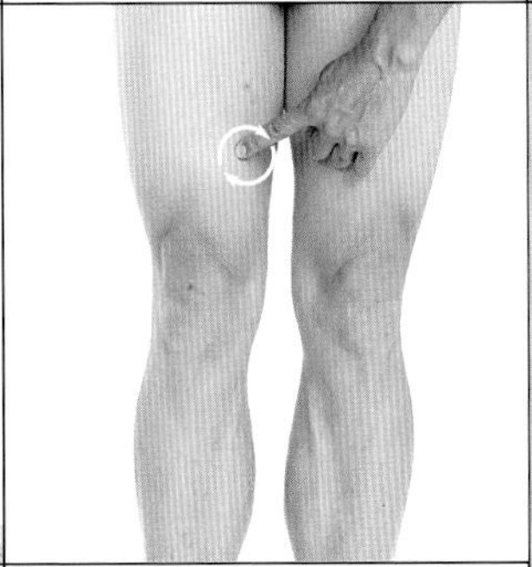

找穴位，说灸法

117

# 斑秃

## 温和灸风池穴、大椎穴、太溪穴等

**症状:** 斑秃,俗称"鬼剃头",是一种突然发生、以局限性毛发脱落为特征的皮肤病。多是由于精神过度紧张,严重者头发全部脱落,甚至累及眉毛、胡须、腋毛及阴毛等。

**病因:** 中医学将其归属"油风"的范畴,是不良生活习惯如喜食厚味、酗酒等,再加上外邪入侵,体内湿气黏稠造成的肝郁血瘀、气血两虚、肝肾不足等。艾灸的原则是活血通络、驱邪、固本生发。

**治则:** 肺主皮毛,可先取治风之穴——风池穴、大椎穴;发为血之余,血则与脾、肝、肾关系最为密切,所以调内者,可取补益肾水的太溪穴、肾俞穴,生气化血的足三里穴,清泄肝火的太冲穴,益气、疏肝、补肾、生发。也可在各个脱发部位,即阿是穴(随病痛点而定的穴位)施灸,以改善头皮组织的血液循环。

**主穴:** 风池穴、大椎穴、太溪穴。

**辅穴:** 肾俞穴、足三里穴、太冲穴。

**灸法:** 温和灸。

**时间:** 温和灸以上各穴位 15~20 分钟,每天 1 次或 2 次,1 周为 1 个疗程。

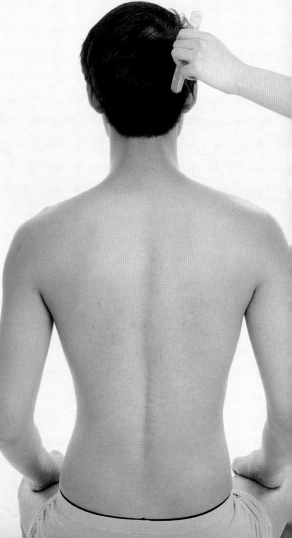

艾灸风池穴时,将艾条稍抬高,避免烧到头发。

118

| 风池穴 | 大椎穴 | 太溪穴 | |
|---|---|---|---|
| | | | 定位 |
| 在颈后区，枕骨之下，胸锁乳突肌上端与斜方肌上端之间的凹陷中 | 在脊柱区，后正中线上，第7颈椎棘突下凹陷中 | 在踝区，内踝尖与跟腱之间的凹陷中 | |
| | | | 取穴 |
| 正坐，后头骨下两条大筋外缘陷窝中，与耳垂齐平处 | 低头，颈背交界椎骨高突处椎体，下缘凹陷处 | 坐位垂足，由足内踝向后推至与跟腱之间凹陷处 | |
| | | | 灸法 |
| 温和灸 15~20 分钟 | 温和灸 15~20 分钟 | 温和灸 15~20 分钟 | |
| | | | 增效疗法 |
| 双手拇指用力拿捏 10 次 | 用手掌心按揉 10~20 次 | 用拇指指腹着力拿捏 30~50 次 | |

找穴位，说灸法

119

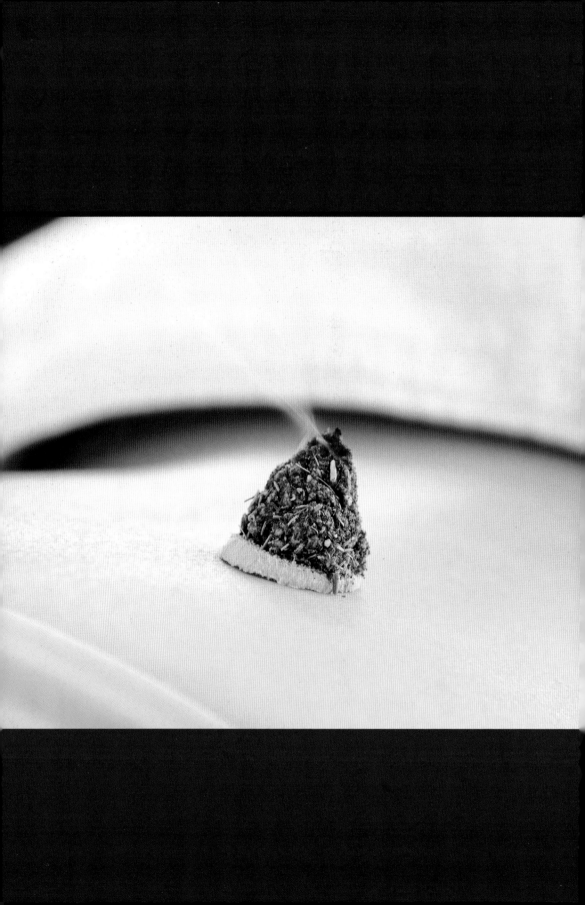

第八章

艾灸祛寒湿的

常见病症

# 风寒感冒

## 回旋灸大椎穴、曲池穴、合谷穴等

**症状：**感冒俗称"伤风"，除了会造成头痛、鼻塞、流涕、发热、畏寒、咽喉疼痛等不适外，还会造成人体免疫机能下降，甚至诱发心肌炎、肺炎、肾小球肾炎等疾病。

**病因：**中医中有"风为百病之长，六淫之首"的说法，因而大凡外感疾病，皆可见到风邪的影子，或者是风邪与其他病邪结伴而来。风寒感冒初期及时施灸，直至身体发热、微微出汗为好，能令头痛、鼻塞等症状很快消失，患者会感觉舒畅不少。

**治则：**可取主一身之阳，督脉经中的大椎穴施灸；脏腑中肺主皮毛，鼻为肺窍，故风寒感冒者时常有畏寒恶风、鼻塞流涕等症状，可取曲池穴、合谷穴、肺俞穴、列缺穴等施灸，以宣散肺气；再取经穴中擅长治疗风邪的风池穴、风门穴、身柱穴等施灸，疏风解表。

**主穴：**大椎穴、曲池穴、合谷穴。

**辅穴：**肺俞穴、列缺穴、风池穴、风门穴、身柱穴。

**灸法：**回旋灸。

**时间：**回旋灸以上穴位，背部每穴灸 10 分钟左右，上肢穴位每穴施灸 10~15 分钟，每天 1 次。

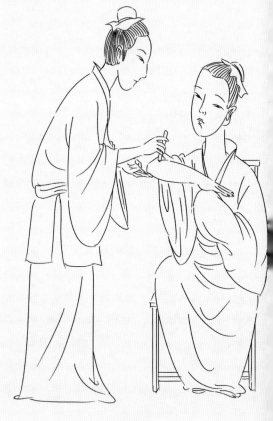

感冒鼻塞、恶寒，可用点燃的艾条回旋灸肘关节曲池穴，再结合按摩，能缓解症状。

---

### 老中医简便方

#### 葱白饮

**原料：**葱白 20 克，生姜 10 克，红糖适量。

**制法：**将葱白、生姜加水煮 15 分钟，加入适量红糖即可饮用。

**功效：**此方可防风散寒、宣肺解表。

| | 大椎穴 | 曲池穴 | 合谷穴 | |
|---|---|---|---|---|
| | | | | 定位 |
| | 在脊柱区，第7颈椎棘突下凹陷中，后正中线上 | 在肘区，尺泽穴与肱骨外上髁连线的中点处 | 在手背，第2掌骨桡侧中点处 | |
| | | | | 取穴 |
| | 低头，颈背交界椎骨高突处椎体，下缘凹陷处 | 屈肘，肘横纹终点与肱骨外上髁之间连线的中点处 | 轻握拳，另一手握拳外，拇指指腹垂直下压处 | |
| | | | | 灸法 |
| | 回旋灸10分钟 | 回旋灸10~15分钟 | 回旋灸10~15分钟 | |
| | | | | 增效疗法 |
| | 用手掌心按揉10~20次 | 用拇指按压20~30次 | 用另一手拇指点按20~30次 | |

123

# 咳嗽

## 回旋灸孔最穴、列缺穴、膻中穴等

**症状：** 当受到异味、异物刺激，或呼吸道出现分泌物时，人通过咳嗽将异物排出体外，这是身体进行的清洁维护工作。此外，上呼吸道感染、支气管炎、肺炎、肺结核等症也能引起咳嗽。

**病因：** 无论是外感还是内伤咳嗽，皆是肺气上逆、不得肃降所致。肺感寒湿，痰浊之物堆积，肺气不能下行只能上逆，从而引起咳嗽。肺为储痰之器，脾为生痰之源，脾感寒湿而生痰。艾灸能温和地疏通肺气，祛风寒、除痰湿，一般连续施灸数次，就能赶走咳嗽烦恼。

**治则：** 治咳嗽者，首先当取孔最穴这个与肺关系最为密切的穴位，清肃肺气；此外列缺穴、膻中穴、天突穴、中府穴等可清净胸腑，旷达气机。再取足三里穴、丰隆穴等，健脾和胃，才能断绝痰湿之源；倘若是肾水不足、津液亏乏引起的干

咳者，还可取然谷穴、太溪穴等，生津补液，以滋肾润肺。

**主穴：** 孔最穴、列缺穴、膻中穴。

**辅穴：** 天突穴、中府穴、足三里穴、丰隆穴、然谷穴、太溪穴。

**灸法：** 回旋灸。

**时间：** 回旋灸以上穴位，胸背部穴位每穴灸10分钟左右，四肢穴位每穴灸15分钟左右。

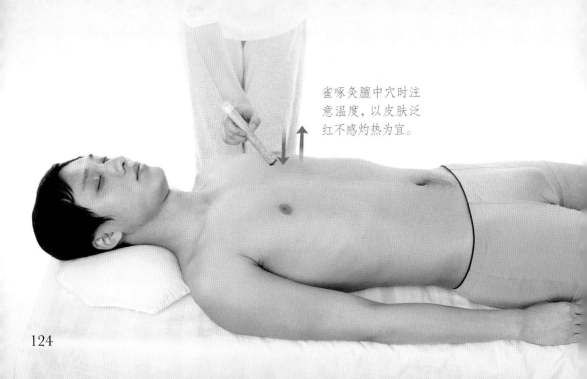

雀啄灸膻中穴时注意温度，以皮肤泛红不感灼热为宜。

| 孔最穴 | 列缺穴 | 膻中穴 | |
|---|---|---|---|
| 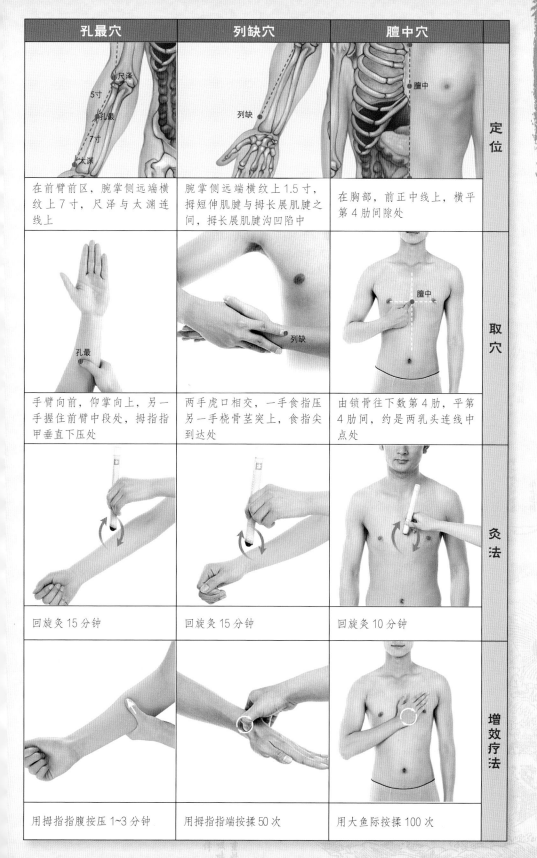 | | | 定位 |
| 在前臂前区，腕掌侧远端横纹上7寸，尺泽与太渊连线上 | 腕掌侧远端横纹上1.5寸，拇短伸肌腱与拇长展肌腱之间，拇长展肌腱沟凹陷中 | 在胸部，前正中线上，横平第4肋间隙处 | |
| | | | 取穴 |
| 手臂向前，仰掌向上，另一手握住前臂中段处，拇指甲垂直下压处 | 两手虎口相交，一手食指压另一手桡骨茎突上，食指尖到达处 | 由锁骨往下数第4肋，平第4肋间，约是两乳头连线中点处 | |
| | | | 灸法 |
| 回旋灸15分钟 | 回旋灸15分钟 | 回旋灸10分钟 | |
| | | | 增效疗法 |
| 用拇指指腹按压1~3分钟 | 用拇指指端按揉50次 | 用大鱼际按揉100次 | |

找穴位，说灸法

125

# 支气管炎

## 温和灸肺俞穴、中府穴、曲池穴等

**症状:** 支气管炎是由病毒和细菌反复感染,发生于气管、支气管黏膜及其周围组织的一种炎症,以长期咳嗽、咯痰、气喘、呼吸困难为主要特征。

**病因:** 急性支气管炎多为外感而起,慢性支气管炎多由内伤所致。简单来讲就是痰湿袭扰,而体内正气较为虚弱,双方在肺部与气管部位互相较量,难分胜负,于是表现出来就是支气管炎的症状,而且病程较长、反复感染。

**治则:** 病变发作期,可先取肺俞穴、中府穴、曲池穴、孔最穴、列缺穴、鱼际穴、丰隆穴等,宣肺止咳、行气化痰;病变趋于稳定时,可取膻中穴、气海穴、关元穴、足三里穴等,健脾益气、运化痰湿,以增强机体的免疫功能。

**主穴:** 肺俞穴、中府穴、曲池穴。
**辅穴:** 孔最穴、列缺穴、鱼际穴、丰隆穴、膻中穴、气海穴、关元穴、足三里穴。
**灸法:** 温和灸。
**时间:** 温和灸以上穴位,每穴灸20分钟左右,每天1次或2次,7~10天为1个疗程。

回旋灸双侧中府穴各10分钟左右,若一侧有痛感,可延长时间至15分钟,每天1次。

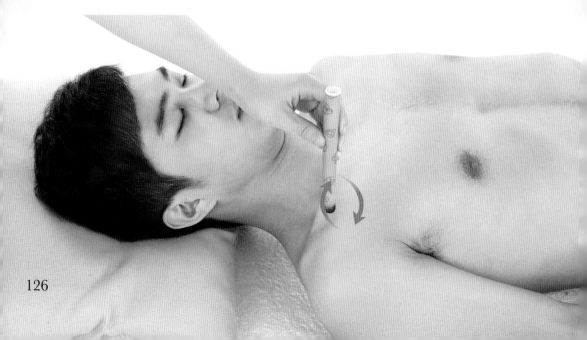

| | 肺俞穴 | 中府穴 | 曲池穴 | |
|---|---|---|---|---|
| | | | | 定位 |
| | 在脊柱区，第3胸椎棘突下，后正中线旁开1.5寸处 | 在胸部，横平第1肋间隙，锁骨下窝外侧，前正中线旁开6寸处，左右各一穴 | 在肘区，尺泽穴与肱骨外上髁连线的中点处 | |
| | | | | 取穴 |
| | 低头屈颈，颈背交界处椎骨高突向下推3个椎体，下缘旁开2横指处 | 正立，锁骨外侧端下方有一凹陷，该处再向下1横指处 | 屈肘，肘横纹终点与肱骨外上髁之间连线的中点处 | |
| | | | | 灸法 |
| | 温和灸20分钟 | 温和灸20分钟 | 温和灸20分钟 | |
| | | | | 增效疗法 |
| | 用食指点按50次 | 用拇指指腹拿捏30~50次 | 用拇指按压20~30次 | |

127

# 过敏性鼻炎

## 雀啄灸印堂穴、迎香穴、手三里穴等

**症状:** 过敏性鼻炎有打喷嚏、鼻痒、流涕、鼻塞四大症状。其急性发作时,不光有水样鼻涕流出,还伴随着鼻塞、头痛、耳鸣、流泪等症状。

**病因:** 过敏性鼻炎从外因而言,是由过敏原触发的鼻黏膜变态反应性炎症,并伴有局部水肿;从内因来讲,就是肺气虚弱,营卫失调。用艾灸治疗能温经散寒、消瘀散结、益气固表。

**治则:** 急性发作期,可取鼻部周围的印堂穴、迎香穴等,以艾火之热行气活血、利水消肿,抑制鼻腔内的炎症反应。在病情缓解期间,可在手三里穴、

大椎穴、肺俞穴、关元穴、足三里穴、风池穴等处施行艾灸,益肺健脾、补气强身,调整和完善机体的免疫功能。

**主穴:** 印堂穴、迎香穴、手三里穴。

**辅穴:** 大椎穴、肺俞穴、关元穴、足三里穴、风池穴。

**灸法:** 雀啄灸。

**时间:** 雀啄灸以上穴位,每穴灸8~10分钟,每天1次或2次。

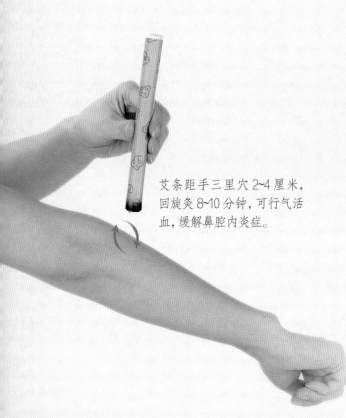

艾条距手三里穴2~4厘米,回旋灸8~10分钟,可行气活血,缓解鼻腔内炎症。

| 印堂穴 | 迎香穴 | 手三里穴 | |
|---|---|---|---|
| | | | 定位 |
| 在头部，两眉毛内侧端中间的凹陷中 | 在面部，鼻翼外缘中点旁，鼻唇沟中 | 在前臂，肘横纹下2寸，阳溪与曲池连线上 | |
| | | | 取穴 |
| 两眉头连线中点处 | 鼻孔旁边凹陷处 | 先找到曲池穴、阳溪穴，两者连线，曲池穴向下3横指处即是 | |
| | | | 灸法 |
| 雀啄灸8~10分钟 | 雀啄灸8~10分钟 | 雀啄灸8~10分钟 | |
| | | | 增效疗法 |
| 用拇指点按30次 | 用拇指点按50次 | 用拇指按揉1~3分钟 | |

129

# 腹泻

## 隔蒜灸中脘穴、天枢穴、大肠俞穴等

**症状：**腹泻是指大便的次数增加、质地变稀，甚至泻下如水。食物中毒或肠道感染、炎症、肿瘤等都会引起急性或慢性腹泻。

**病因：**中医多将腹泻称为"泄泻"或"下痢"，腹泻发生的主要原因，不是外感湿浊之邪，就是体内水湿不化，重点在于一个"湿"。重点灸中脘穴、大肠俞穴等可以调整胃肠气机、健脾补肾的穴位，能治疗和减轻各种原因引起的腹泻。

**治则：**治疗腹泻时，可取中脘穴、天枢穴、大肠俞穴、脾俞穴、足三里穴等，以艾草之热、温灸之火，或运化水湿，或暖腹止泻，或健脾和胃。在慢性腹泻中，还有一种"五更泻"，为肾阳不足、命门火衰所致，对此可取关元穴、肾俞穴、命门穴等，补肾阳、旺命门、益火止泻。

**主穴：**中脘穴、天枢穴、大肠俞穴。

**辅穴：**脾俞穴、足三里穴、关元穴、肾俞穴、命门穴。

**灸法：**艾炷隔蒜灸。

**时间：**以艾炷放置在蒜片上，在穴位上方隔物灸，选上述数穴各灸 3~5 壮。

**老中医简便方**

**莲薏粥**

**原料：**莲子、薏米各30克，大米50克。

**制法：**莲子、薏米和大米50克放入锅中，加入适量清水煮成粥。

**功效：**此方有健脾祛湿的作用，适用于脾虚泄泻。

取新鲜独头蒜，切成约0.5厘米厚的蒜片，用针刺数孔，放于大肠俞穴，上置点燃的艾炷，可两侧穴位同时隔蒜灸。

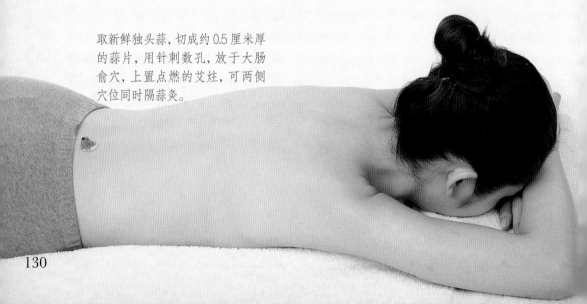

| | 中脘穴 | 天枢穴 | 大肠俞穴 | |
|---|---|---|---|---|
| **定位** | | | | 定位 |
| | 在上腹部，脐中上4寸，前正中线上 | 在腹部，横平脐中，前正中线旁开2寸处 | 在脊柱，第4腰椎棘突下，后正中线旁开1.5寸处 | |
| **取穴** | | | | 取穴 |
| | 前正中线上，剑胸结合与肚脐连线的中点处 | 肚脐旁开3横指，按压有酸胀感处 | 两侧髂前上棘连线与后正中线交点，旁开2横指处 | |
| **灸法** | | | | 灸法 |
| | 隔蒜灸3~5壮 | 隔蒜灸3~5壮 | 隔蒜灸3~5壮 | |
| **增效疗法** | | | | 增效疗法 |
| | 用食指按揉30~50次 | 用食指、中指指腹按揉2分钟 | 用食指按压20~30次 | |

# 慢性胃炎

## 温和灸脾俞穴、中脘穴、天枢穴等

**症状：** 慢性胃炎在临床上主要表现为胃部胀满或疼痛，尤其是进食后症状可加重，空腹时则较为舒服；并常伴有嗳气、反酸、胃灼热、恶心、呕吐、食欲不振、消化不良等不适。

**病因：** 胃属六腑，与脏相比，腑以通为顺，胃气主降，倘若饮食寒凉、生冷，胃脘部不注意保暖等，胃气就会失于通降，食物的输送传导功能有障碍，就会造成气机不畅、胃纳呆滞，从而引发疼痛。艾灸的主要作用是疏肝理气、活血暖胃、缓急止痛，配合食疗，效果会事半功倍。

**治则：** 治胃首先不能忘了脾，因为脾胃这一脏一腑、一阴一阳，互用互动，本是一家，所以此时可配以脾俞穴，行气健脾、和胃助运；其次以通为用，可取中脘穴、天枢穴、下脘穴、胃俞穴、足三里穴、梁门穴等，以艾灸最擅长的温通特性，来促进胃气的下泄，消除胃黏膜的炎症与水肿。

**主穴：** 脾俞穴、中脘穴、天枢穴。

**辅穴：** 下脘穴、胃俞穴、足三里穴、梁门穴。

**灸法：** 温和灸。

**时间：** 温和灸以上穴位，每穴灸 15 分钟左右，每天 1 次或 2 次。

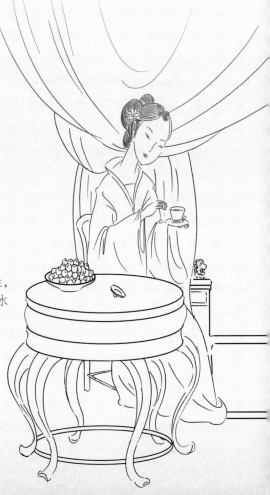

脾胃不好的女性，常以红枣 3 颗泡水饮用，即可养胃。

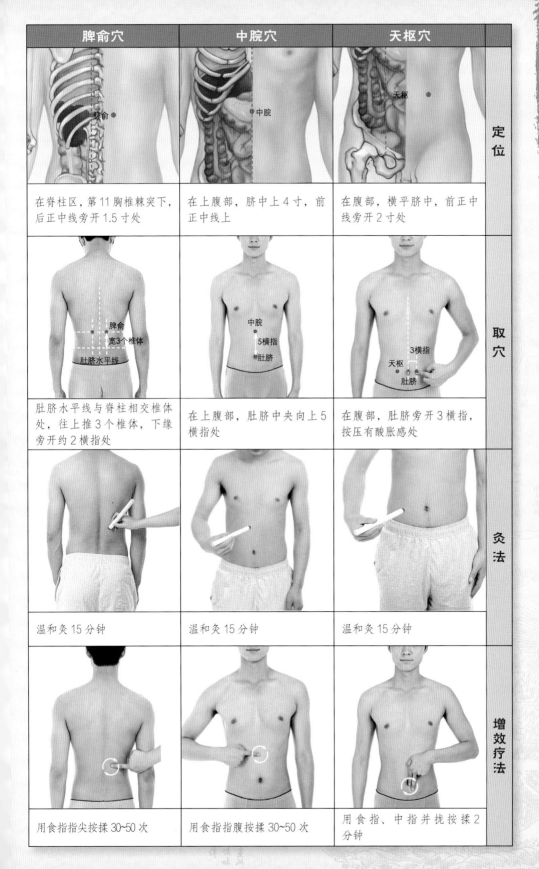

| | 脾俞穴 | 中脘穴 | 天枢穴 | |
|---|---|---|---|---|
| **定位** | 在脊柱区，第11胸椎棘突下，后正中线旁开1.5寸处 | 在上腹部，脐中上4寸，前正中线上 | 在腹部，横平脐中，前正中线旁开2寸处 | 定位 |
| **取穴** | 肚脐水平线与脊柱相交椎体处，往上推3个椎体，下缘旁开约2横指处 | 在上腹部，肚脐中央向上5横指处 | 在腹部，肚脐旁开3横指，按压有酸胀感处 | 取穴 |
| **灸法** | 温和灸15分钟 | 温和灸15分钟 | 温和灸15分钟 | 灸法 |
| **增效疗法** | 用食指指尖按揉30~50次 | 用食指指腹按揉30~50次 | 用食指、中指并拢按揉2分钟 | 增效疗法 |

133

# 消化不良

## 温灸器灸中脘穴、上脘穴、胃俞穴等

**症状:** 消化不良在临床上的主要表现有上腹部疼痛或饱胀感、食欲不振、嗳气反酸等不适,消化不良发生的主要原因是胃动力障碍和食道反流病,它可分为功能性和器质性两类。

**病因:** 机体的消化吸收功能主要是由脾胃和小肠承担,因而外邪侵扰、痰湿积聚,很容易导致脾气虚弱、脾阳不振,或火不生土、肝脾不和,也会造成消化不良。所以治疗该病,重在温补或温通,或行气助运,或益气健脾。

**治则:** 一方面可以灸中脘穴、上脘穴等,暖腹温胃,促进食物的消化与代谢;另一方面可通过灸胃俞穴、脾俞穴、大肠俞穴等,益气助阳、提振脾胃运化功能;为了强化体内脾胃的消化吸收功能,还可以温灸太白穴、天枢穴、关元穴,这样效果会更好。

**主穴:** 中脘穴、上脘穴、胃俞穴。

**辅穴:** 脾俞穴、大肠俞穴、太白穴、天枢穴、关元穴。

**灸法:** 温灸器灸。

**时间:** 温灸器灸以上穴位,每穴灸15~20分钟。

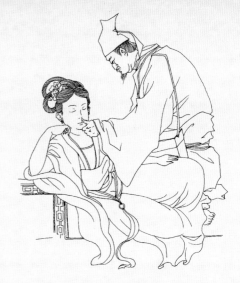

老年人呕吐、头晕严重时,可掐人中穴、中冲穴等急救。

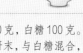

**老中医简便方**

**山楂糖丸**

**原料:** 山楂、山药各250克,白糖100克。

**制法:** 山楂、山药晒干研末,与白糖混合,蜜炼成丸,每丸重15克,温开水送服,每日3次。

**功效:** 此方适用于脾胃虚弱所致消化不良。

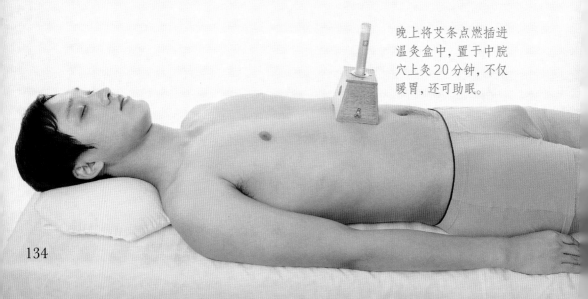

晚上将艾条点燃插进温灸盒中,置于中脘穴上灸20分钟,不仅暖胃,还可助眠。

| 中脘穴 | 上脘穴 | 胃俞穴 | |
|---|---|---|---|
| 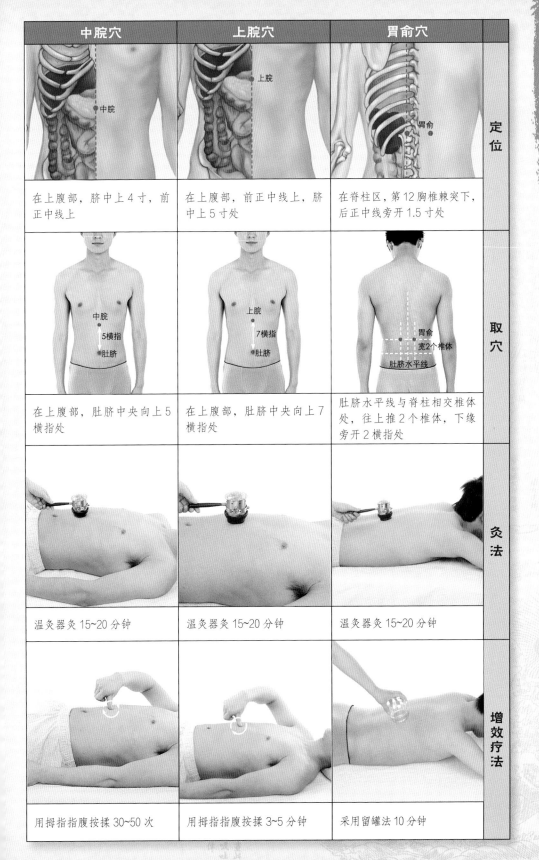 | | | 定位 |
| 在上腹部，脐中上4寸，前正中线上 | 在上腹部，前正中线上，脐中上5寸处 | 在脊柱区，第12胸椎棘突下，后正中线旁开1.5寸处 | |
| | | | 取穴 |
| 在上腹部，肚脐中央向上5横指处 | 在上腹部，肚脐中央向上7横指处 | 肚脐水平线与脊柱相交椎体处，往上推2个椎体，下缘旁开2横指处 | |
| | | | 灸法 |
| 温灸器灸15~20分钟 | 温灸器灸15~20分钟 | 温灸器灸15~20分钟 | |
| | | | 增效疗法 |
| 用拇指指腹按揉30~50次 | 用拇指指腹按揉3~5分钟 | 采用留罐法10分钟 | |

135

# 神经性皮炎

## 隔姜灸血海穴、三阴交穴、曲池穴等

每灸3~5壮艾炷，更换1次姜片。

**症状：** 神经性皮炎是一种皮肤功能障碍性疾病，多发于颈部、四肢、腰骶等身体部位，临床上以对称性皮肤粗糙肥厚、剧烈瘙痒为主要表现特征，时常成片出现呈三角形或多角形的平顶丘疹，形似苔藓。中医将其称为"牛皮癣"。

**病因：** 神经性皮炎究其病因，主要为风湿病邪侵袭肌肤、经气运行不畅所致。艾灸可以解除病痛，达到养血、祛风、止痒的效果，只要能克服施灸过程中的剧烈痒感，病症就会得到缓解。

**治则：** 此病大多迁延不愈、反复发作，乃阴血不足、血虚生风或血不润肤所致，因而取血海穴、三阴交穴，滋阴补血、润养肌肤；再取曲池穴、风池穴、合谷穴，疏风化湿以除病因；然后取神门穴，宁心安神以止其痒。由于风邪与湿邪大多侵袭肺与脾，故治疗该病以取肺（大肠）经、脾（胃）经之穴为多。

**主穴：** 血海穴、三阴交穴、曲池穴。

**辅穴：** 风池穴、合谷穴、神门穴。

**灸法：** 隔姜灸。

**时间：** 隔姜灸以上穴位10~15壮，10天为1个疗程。

---

### 老中医简便方

### 绿豆百合薏米粥

**原料：** 绿豆25克，鲜百合100克，薏米50克，白糖适量。

**制法：** 鲜百合瓣瓣洗净。绿豆、薏米加适量水煮至五成熟后，加入鲜百合共煮成粥，加白糖调味。每日食用1次或2次。

**功效：** 此方有养阴清热、除湿解毒的作用，适用于神经性皮炎。

---

隔姜灸时，皮下会热烫、瘙痒，此时切不可抓挠，慢慢地瘙痒即可减轻或消失。

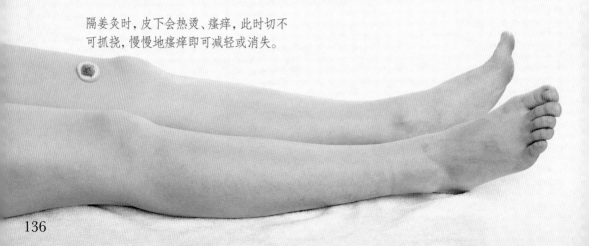

| 血海穴 | 三阴交穴 | 曲池穴 | |
|---|---|---|---|
| 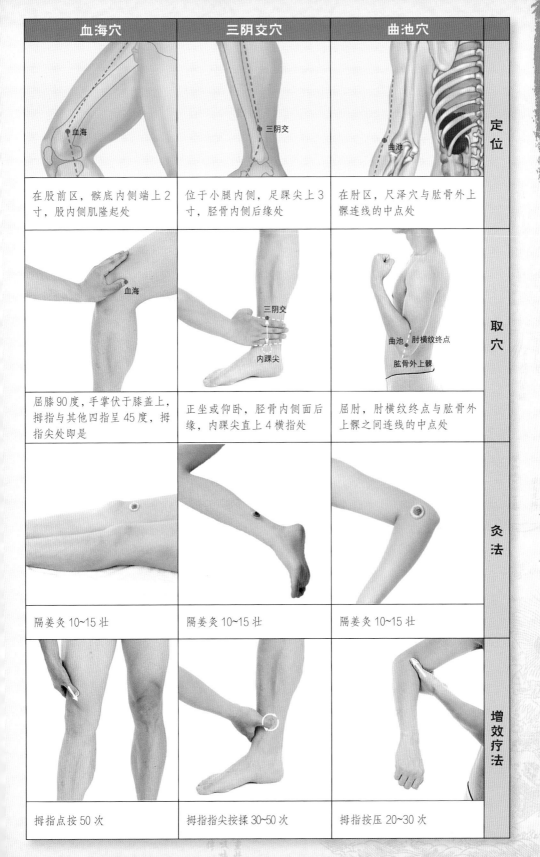 | | | 定位 |
| 在股前区，髌底内侧端上2寸，股内侧肌隆起处 | 位于小腿内侧，足踝尖上3寸，胫骨内侧后缘处 | 在肘区，尺泽穴与肱骨外上髁连线的中点处 | |
| | | | 取穴 |
| 屈膝90度，手掌伏于膝盖上，拇指与其他四指呈45度，拇指尖处即是 | 正坐或仰卧，胫骨内侧面后缘，内踝尖直上4横指处 | 屈肘，肘横纹终点与肱骨外上髁之间连线的中点处 | |
| | | | 灸法 |
| 隔姜灸10~15壮 | 隔姜灸10~15壮 | 隔姜灸10~15壮 | |
| | | | 增效疗法 |
| 拇指点按50次 | 拇指指尖按揉30~50次 | 拇指按压20~30次 | |

# 白癜风

## 温和灸风池穴、风市穴、血海穴等

**症状:** 白癜风是一种局限性或泛发性皮肤色素脱失病症,该病的特点是易诊断,治疗则较为困难。发病时,主要表现为皮肤有散在性白斑分布。白癜风患者常伴其他自身免疫性疾病,如糖尿病、甲状腺疾病、恶性贫血、风湿性关节炎、斑秃等。

**病因:** 黑色在五行中属肾,皮肤则为肺所主,所以皮肤出现黑色素减退,病变在肺和肾,一是外邪,主要是风邪侵袭肌表,二是内虚,关键是肾气不足,肌肤失于滋养。

**治则:** 可取风池穴、风市穴等,疏散风邪,以调整机体的免疫机能,增加血液中淋巴细胞和巨噬细胞数量,促进黑色素细胞抗体的消散。中医认为,肌肤色泽由气血滋养、散布,故治疗白癜风还可取血海穴、气海穴、足三里穴等,温经通络、益气行血,以促进血液循环,增加皮肤的营养供应,从而起到改善皮肤细胞色素代谢的作用。

**老中医简便方**

**擦涂无花果叶**

**原料:** 无花果叶适量。
**制法:** 将无花果叶洗净切细,用高度白酒浸泡7天,擦涂患处(酒精过敏者慎用),每日3次。
**功效:** 无花果叶能祛湿热,可缓解白斑。

**主穴:** 风池穴、风市穴、血海穴。
**辅穴:** 气海穴、足三里穴。
**灸法:** 温和灸。
**时间:** 温和灸以上穴位15~20分钟,每天1次,连灸1周。

灸风池穴10分钟,每天1次,可祛风邪,促进皮肤黑色素生长。

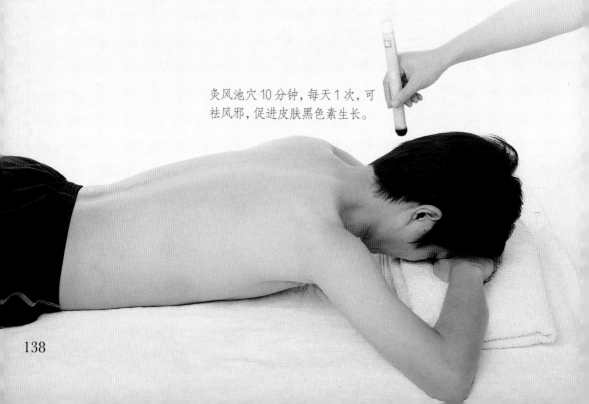

| 风池穴 | 风市穴 | 血海穴 | |
|---|---|---|---|
| 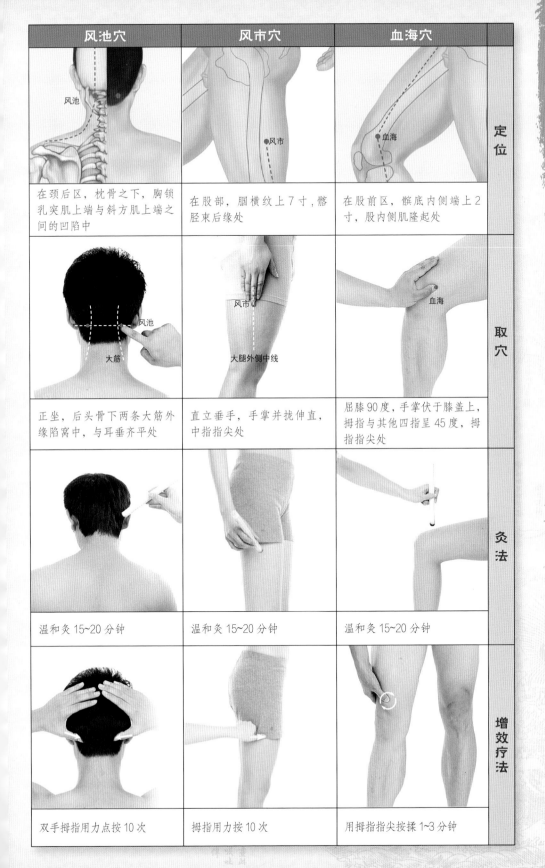 | | | 定位 |
| 在颈后区，枕骨之下，胸锁乳突肌上端与斜方肌上端之间的凹陷中 | 在股部，腘横纹上7寸，髂胫束后缘处 | 在股前区，髌底内侧端上2寸，股内侧肌隆起处 | |
| | | | 取穴 |
| 正坐，后头骨下两条大筋外缘陷窝中，与耳垂齐平处 | 直立垂手，手掌并拢伸直，中指指尖处 | 屈膝90度，手掌伏于膝盖上，拇指与其他四指呈45度，拇指指尖处 | |
| | | | 灸法 |
| 温和灸15~20分钟 | 温和灸15~20分钟 | 温和灸15~20分钟 | |
| | | | 增效疗法 |
| 双手拇指用力点按10次 | 拇指用力按10次 | 用拇指指尖按揉1~3分钟 | |

# 荨麻疹

## 温和灸血海穴、合谷穴、曲池穴等

**症状:** 荨麻疹俗称风团、风疹块。发病时,在患者身体的许多部位会冒出一块块形状大小不一的红色风团,并可伴有瘙痒、发热、腹痛、腹泻等症状。

**病因:** 该病是一种过敏性皮肤病。食物、药物、花粉、尘螨、动物的毛发皮屑,以及心理、环境因素,体内的感染,都有可能成为荨麻疹的诱发原因。艾灸可以清热祛湿、祛风止痒,急性发作时患者艾灸四五次,身体的抵抗力增强,痛痒感会逐渐消失。

**治则:** 风为阳邪,治阳需取阴,因而可取血海穴,滋阴潜阳、息风止痒;该类疾病主要发生于皮肤表面,还可以取合谷穴、曲池穴缓解症状;然后就是抗敏处理,可取风池穴、风市穴等。

**主穴:** 血海穴、合谷穴、曲池穴。

**辅穴:** 风池穴、风市穴。

**灸法:** 温和灸。

**时间:** 温和灸以上穴位,颈背部每穴灸15分钟左右,四肢穴位每穴灸15~20分钟,每天1次或2次。

---

### 老中医简便方

#### 马齿苋汤

**原料:** 鲜马齿苋300克。

**制法:** 鲜马齿苋洗净,放入锅中,加入1500毫升清水,煎煮浓缩至1000毫升,内服100毫升,其余药液加适量水再次煮沸后,去渣取汁,待温后擦洗患处,每日2次。

**功效:** 此方有清热解毒、散血消肿的作用,适用于荨麻疹引发的皮肤瘙痒。

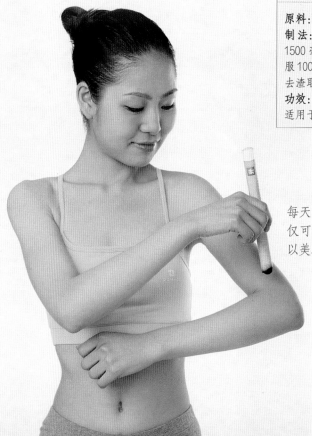

每天温和灸曲池穴15分钟,不仅可以缓解荨麻疹症状,还可以美容养颜。

| | 血海穴 | 合谷穴 | 曲池穴 | |
|---|---|---|---|---|
| | | | | 定位 |
| | 在股前区，髌底内侧端上2寸，股内侧肌隆起处 | 在手背，第2掌骨桡侧中点处 | 在肘区，尺泽穴与肱骨外上髁连线的中点处 | |
| | | | | 取穴 |
| | 屈膝90度，手掌伏于膝盖上，拇指与其他四指呈45度，拇指尖处即是 | 轻握拳，另一手握拳外，拇指指腹垂直下压处 | 屈肘，肘横纹终点与肱骨外上髁之间连线的中点处 | |
| | | | | 灸法 |
| | 温和灸15~20分钟 | 温和灸15~20分钟 | 温和灸15~20分钟 | |
| | | | | 增效疗法 |
| | 用拇指点按50次 | 用拇指指尖按30~50次 | 用拇指点按30~50次 | |

141

# 湿疹

## 雀啄灸肺俞穴、脾俞穴、足三里穴等

**症状**：湿疹是由多种因素引起的一种具有多形性皮损和有渗出倾向的皮肤炎症反应。其临床表现具有对称性、渗出性、瘙痒性、多形性和复发性等特点。患处会出现瘙痒、皮肤破损、水疱、糜烂等症状。

**病因**：本病的发作常常与气候环境变化、接触某种化学物质、精神过度紧张、生活节奏过快等密切相关。中医将其称为"湿毒疮"或"湿气疮"，为外感风（湿）等病邪，或脾虚湿困等所致。艾灸有助清热利湿、养血、祛风止痒。

**治则**：首先可取病变发生部位的阿是穴，温经活血、疏风通络，以控制病情的发展和蔓延；湿疹之症，虽病发于皮肤，其根还在脾肺，所以还可取肺俞穴、脾俞穴等，调理主管肌肤的内脏机能；随后，配以足太阴脾经、足阳明胃经的足三里穴、血海穴等，健脾化湿、益气养血、滋润肌肤。

**主穴**：肺俞穴、脾俞穴、足三里穴。

**辅穴**：血海穴。

**灸法**：雀啄灸。

**时间**：雀啄灸以上穴位，每穴灸 10~15 分钟，每天 1 次或 2 次，其中阿是穴治疗时间可长些。

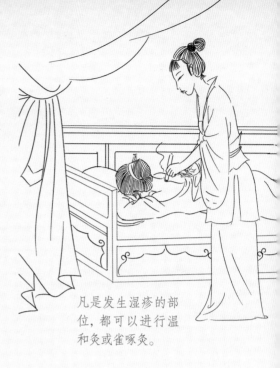

凡是发生湿疹的部位，都可以进行温和灸或雀啄灸。

---

**老中医简便方**

### 绿豆海带薏米汤

**原料**：绿豆 50 克，薏米 30 克，海带 20 克，盐适量。

**制法**：将绿豆、薏米用清水浸泡 3 小时；海带洗净切条状。把绿豆、薏米、海带放入锅中，加适量清水，炖煮至熟，加盐调味即可。

**功效**：薏米健脾祛湿，与绿豆、海带搭配可清热解毒、止痒。

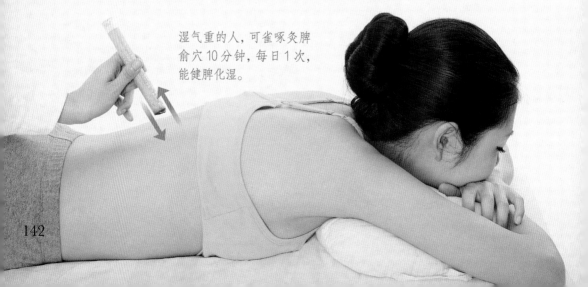

湿气重的人，可雀啄灸脾俞穴 10 分钟，每日 1 次，能健脾化湿。

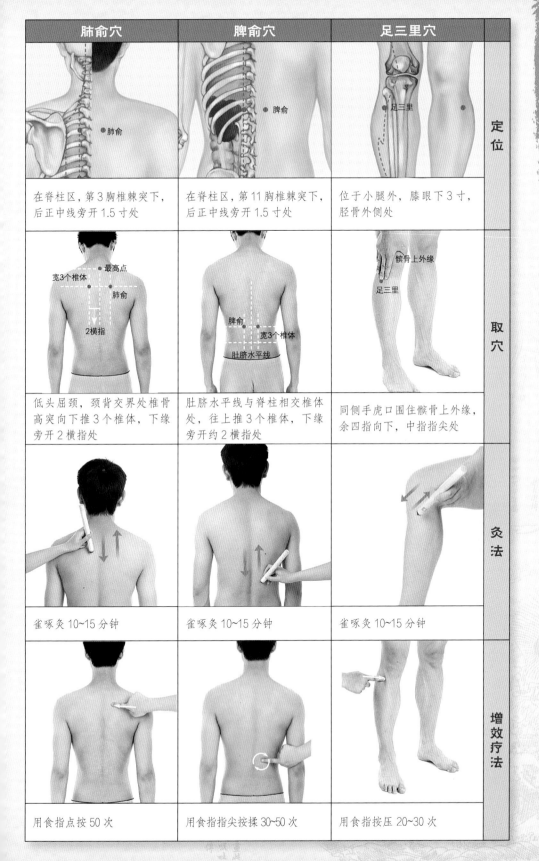

| 肺俞穴 | 脾俞穴 | 足三里穴 | |
|---|---|---|---|
| 肺俞 | 脾俞 | 足三里 | 定位 |
| 在脊柱区，第3胸椎棘突下，后正中线旁开1.5寸处 | 在脊柱区，第11胸椎棘突下，后正中线旁开1.5寸处 | 位于小腿外，膝眼下3寸，胫骨外侧处 | |
| 最高点 宽3个椎体 肺俞 2横指 | 脾俞 宽3个椎体 肚脐水平线 | 髌骨上外缘 足三里 | 取穴 |
| 低头屈颈，颈背交界处椎骨高突向下推3个椎体，下缘旁开2横指处 | 肚脐水平线与脊柱相交椎体处，往上推3个椎体，下缘旁开约2横指处 | 同侧手虎口围住髌骨上外缘，余四指向下，中指指尖处 | |
| | | | 灸法 |
| 雀啄灸10~15分钟 | 雀啄灸10~15分钟 | 雀啄灸10~15分钟 | |
| | | | 增效疗法 |
| 用食指点按50次 | 用食指指尖按揉30~50次 | 用食指按压20~30次 | |

143

# 风湿性关节炎

## 隔姜灸肩髃穴、曲池穴、阳陵泉穴等

**症状：** 风湿性关节炎临床上主要表现为关节和肌肉游走性酸楚、疼痛，可出现急性发热，受累部位多为膝、踝、肩、肘、腕等关节，病变局部呈现红肿、灼热、剧痛。若风湿活动影响心脏，则可发生心肌炎、心脏瓣膜病变等。

**病因：** 风湿性关节炎多为风寒湿邪乘虚而入、气血经络不通、关节痹阻造成，所以患者日常生活中不可涉水淋雨、经受风寒，不宜久居阳光不足之地。隔姜灸能行气活血、疏风散寒，一般灸疗 4~6 次之后，疼痛会趋于消失，关节红肿也会得以改善。

**治则：** 可根据病变部位的不同，选择各个关节附近的穴位，如肩髃穴、曲池穴、阳陵泉穴、外关穴、膝眼穴、昆仑穴等，疏风散寒、通理关节；选择合谷穴、足三里穴等，行气活血、利湿止痛。

**主穴：** 肩髃穴、曲池穴、阳陵泉穴。

**辅穴：** 外关穴、膝眼穴、昆仑穴、合谷穴、足三里穴。

**灸法：** 隔姜灸。

**时间：** 隔姜灸以上穴位，每穴灸 3~5 壮，每天 1 次，直至疾病缓解。

**老中医简便方**

**桂枝伸筋水**

**原料：** 桂枝 10 克，桑枝 12 克，伸筋草、老鹳草各 15 克。

**制法：** 将这四味药一起煮水饮用。

**功效：** 此方可祛风除湿、舒筋活络，适用于风湿性关节炎。

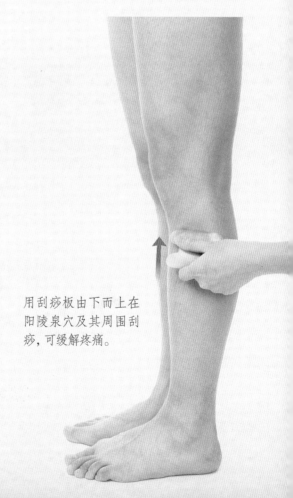

用刮痧板由下而上在阳陵泉穴及其周围刮痧，可缓解疼痛。

| 肩髎穴 | 曲池穴 | 阳陵泉穴 | |
|---|---|---|---|
| 肩髎 | 曲池 | 阳陵泉 | 定位 |
| 在三角肌区，肩峰角与肱骨大结节两骨间凹陷中 | 在肘区，尺泽穴与肱骨外上髁连线的中点处 | 在小腿外侧，腓骨头前下方凹陷中 | |
| 肩髎 | 曲池 肘横纹终点 肱骨外上髁 | 腓骨小头 阳陵泉 | 取穴 |
| 外展上臂，肩膀后下方凹陷处 | 屈肘，肘横纹终点与肱骨外上髁之间连线的中点处 | 膝关节外下方，腓骨小头前下方凹陷处 | |
| | | | 灸法 |
| 隔姜灸 3~5 壮 | 隔姜灸 3~5 壮 | 隔姜灸 3~5 壮 | |
| | | | 增效疗法 |
| 用手掌按揉 3~5 分钟 | 用拇指按压 20~30 次 | 用拇指、食指拿捏 20 次左右 | |

# 慢性肾炎

## 回旋灸脾俞穴、肾俞穴、三焦俞穴等

**症状：** 慢性肾炎在临床上表现多样、程度不一。起病时一般症状都较为隐秘，病程可长达数年或数十年。发病初期大多数患者只有少量蛋白尿，或显微镜下的血尿和管型尿等症状，但随着疾病的逐渐发展可出现水肿、贫血、高血压等，甚至于出现慢性肾功能减退，直至肾功能衰竭。

**病因：** 因工作或者生活不注意，比如饮食过凉、劳累等原因致病邪侵袭，寒湿淤积体内，损伤阳气，阳气渐虚，脾肾调节水液功能就会慢慢失调，导致水肿反复发作，使得脾肾二脏受损。灸疗能缓解患者水肿、排尿异常等症状，对于症状轻微者效果较好。

**治则：** 中医认为，该病主要是由于脾肾虚损、阳气不足，导致体内水液精微的散布及气化功能发生障碍，因此取脾俞穴、肾俞穴，健脾温肾；辅以三焦俞穴、水道穴等，逐水消肿；再配以足

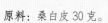
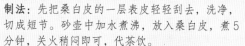

**老中医简便方**

### 桑白皮饮

**原料：** 桑白皮 30 克。

**制法：** 先把桑白皮的一层表皮轻轻刮去，洗净，切成短节。砂壶中加水煮沸，放入桑白皮，煮 5 分钟，关火稍闷即可，代茶饮。

**功效：** 桑白皮可行水消肿，适用于慢性肾炎。

三里穴、三阴交穴，以助气化；最后取气海穴，益气通阳。

**主穴：** 脾俞穴、肾俞穴、三焦俞穴。

**辅穴：** 水道穴、足三里穴、三阴交穴、气海穴。

**灸法：** 回旋灸。

**时间：** 回旋灸以上穴位，每穴灸 10~20 分钟，每天 1 次或 2 次，10 次为 1 个疗程。

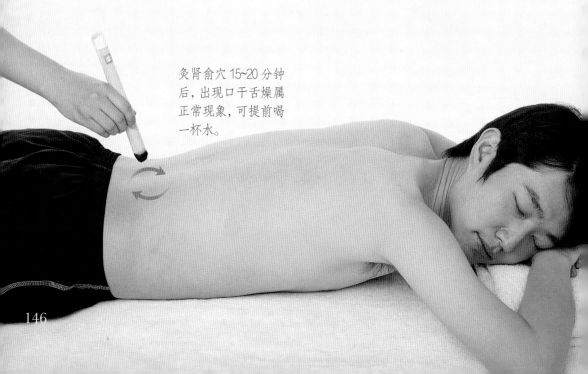

灸肾俞穴 15~20 分钟后，出现口干舌燥属正常现象，可提前喝一杯水。

| 脾俞穴 | 肾俞穴 | 三焦俞穴 | |
|--------|--------|----------|---|
| 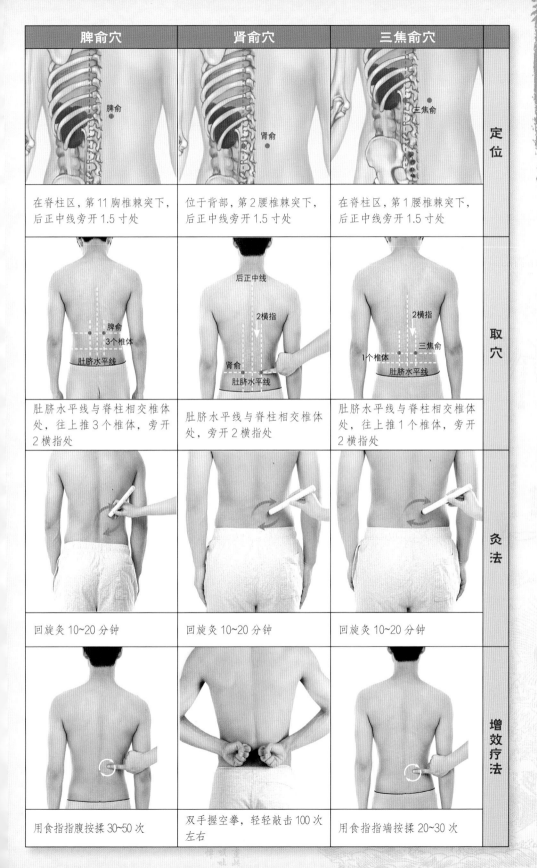 | | | 定位 |
| 在脊柱区，第11胸椎棘突下，后正中线旁开1.5寸处 | 位于背部，第2腰椎棘突下，后正中线旁开1.5寸处 | 在脊柱区，第1腰椎棘突下，后正中线旁开1.5寸处 | |
| | | | 取穴 |
| 肚脐水平线与脊柱相交椎体处，往上推3个椎体，旁开2横指处 | 肚脐水平线与脊柱相交椎体处，旁开2横指处 | 肚脐水平线与脊柱相交椎体处，往上推1个椎体，旁开2横指处 | |
| | | | 灸法 |
| 回旋灸10~20分钟 | 回旋灸10~20分钟 | 回旋灸10~20分钟 | |
| | | | 增效疗法 |
| 用食指指腹按揉30~50次 | 双手握空拳，轻轻敲击100次左右 | 用食指端按揉20~30次 | |

147

# 颈椎病

## 温和灸风池穴、天宗穴、肩井穴等

**症状:** 颈椎病是颈椎间盘退行性改变、颈椎骨质增生引起的,在临床上既有颈背疼痛、上肢无力、肌肉萎缩、手指麻木等神经受压的类型,又有眩晕、耳鸣、视物模糊等椎动脉供血不足的类型;以及胸闷心慌、恶心呕吐、吞咽困难等交感神经紊乱的类型。

**病因:** 该病发生的原因大多是感受风、寒、湿诸邪,湿寒入体淤积,导致气滞血瘀、经脉痹阻。体内则气血不足、筋骨虚弱,无力自行祛湿。艾灸对缓解本症有较好的效果,可温经散寒、舒筋活络。

**治则:** 首先取颈椎两侧和有压痛点的阿是穴施灸,疏经通络、活血止痛;其次,行走于人体颈肩部的经络,主要是督脉和手三阳经,按照"循经取穴"的原理,可再取风池穴、天宗穴、肩井穴、大椎穴、风府穴等;神经根型颈椎病常累及上肢,患者会出现手指麻木等症状,因此还可加曲池穴、合谷穴。

**主穴:** 风池穴、天宗穴、肩井穴。

**辅穴:** 大椎穴、风府穴、曲池穴、合谷穴。

**灸法:** 温和灸。

**时间:** 温和灸以上穴位,每穴灸 10~15 分钟,每天 1 次,10 天为 1 个疗程,中间可休息 2~3 天。

每天灸大椎穴、风池穴及阿是穴各 1 次,每次灸 10~15 分钟,坚持 10 天即可感受到效果。

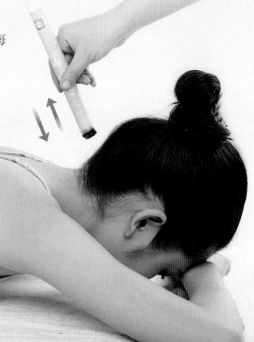

148

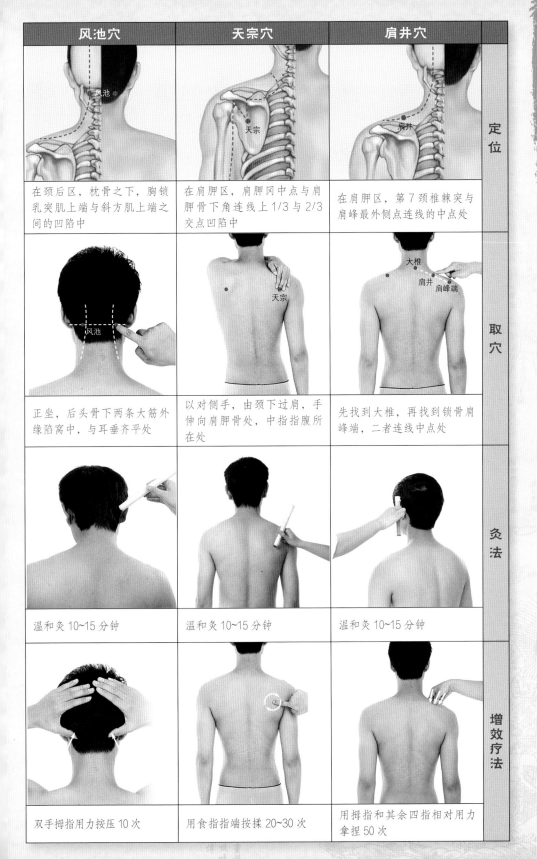

| | 风池穴 | 天宗穴 | 肩井穴 | |
|---|---|---|---|---|
| **定位** | 在颈后区，枕骨之下，胸锁乳突肌上端与斜方肌上端之间的凹陷中 | 在肩胛区，肩胛冈中点与肩胛骨下角连线上 1/3 与 2/3 交点凹陷中 | 在肩胛区，第 7 颈椎棘突与肩峰最外侧点连线的中点处 | |
| **取穴** | 正坐，后头骨下两条大筋外缘陷窝中，与耳垂齐平处 | 以对侧手，由颈下过肩，手伸向肩胛骨处，中指指腹所在处 | 先找到大椎，再找到锁骨肩峰端，二者连线中点处 | |
| **灸法** | 温和灸 10~15 分钟 | 温和灸 10~15 分钟 | 温和灸 10~15 分钟 | |
| **增效疗法** | 双手拇指用力按压 10 次 | 用食指指端按揉 20~30 次 | 用拇指和其余四指相对用力拿捏 50 次 | |

149

# 落枕

## 温和灸大椎穴、阳陵泉穴、肩井穴等

**症状：** 落枕是一种常见病，多发生于青壮年，常发生在春冬季。一般情况下，人入睡前并无任何症状，睡醒后才感到颈背部明显酸痛，脖子活动受限。

**病因：** 诱发落枕的因素很多，如颈部关节、韧带、肌肉不注意保暖，受到寒冷刺激，引起局部肌肉痉挛性收缩；睡觉姿势欠妥、枕头使用不当等，导致颈部一侧肌肉韧带受到过度牵拉。

**治则：** 颈部后侧运行的经络主要为足太阳膀胱经和足少阳胆经。落枕不论是何种原因，大多为阳气或阳经损伤。因而温灸时，可取大椎穴、阳陵泉穴、肩井穴、昆仑穴、跗阳穴、申脉穴、悬钟穴等以疏风散寒、行气活血、通经止痛。

**主穴：** 大椎穴、阳陵泉穴、肩井穴。

**辅穴：** 昆仑穴、跗阳穴、申脉穴、悬钟穴。

**灸法：** 温和灸。

**时间：** 温和灸以上穴位，每穴灸 10~15 分钟，每天 1 次或 2 次。

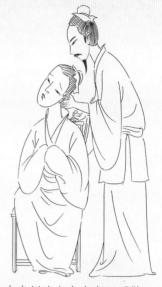

在患侧诸穴上自上而下做推法数次，以理顺筋肉。

---

**老中医简便方**

**当归丹参饮**

**原料：** 当归 10 克，丹参 12 克，葛根 15 克，羌活 6 克，防风 9 克。

**制法：** 将原料一起放入锅中，加水煎煮饮之。

**功效：** 此方可补血活血、驱寒散风。

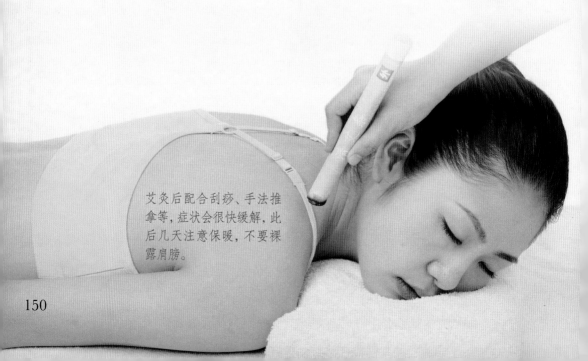

艾灸后配合刮痧、手法推拿等，症状会很快缓解，此后几天注意保暖，不要裸露肩膀。

| | 大椎穴 | 阳陵泉穴 | 肩井穴 | |
|---|---|---|---|---|
| | | | 定位 |
| | 在脊柱区，第7颈椎棘突下凹陷中，后正中线上 | 在小腿外侧，腓骨头前下方凹陷中 | 在肩胛区，第7颈椎棘突与肩峰最外侧点连线的中点处 | |
| | | | | 取穴 |
| | 低头，颈背交界椎骨高突处椎体，下缘凹陷处 | 膝关节外下方，腓骨小头前下方凹陷处 | 先找到大椎穴，再找到锁骨肩峰端，二者连线中点处 | |
| | | | | 灸法 |
| | 温和灸 10~15 分钟 | 温和灸 10~15 分钟 | 温和灸 10~15 分钟 | |
| | | | | 增效疗法 |
| | 用手掌心按揉大椎穴 10~20 次 | 用拇指、食指拿捏 20 次左右 | 用拇指和其余四指相对用力拿捏 50 次 | |

151

# 肩周炎

## 隔姜灸肩井穴、肩中俞穴、曲池穴等

**症状:** 肩周炎全称为"肩关节周围组织炎",临床表现为肩部疼痛,整个上臂活动明显受限,严重者无法自行洗脸、梳头、穿衣、胳膊上举。

**病因:** 肩周炎是由肩部遭受风寒所致,故又名"漏肩风"。该病属于"痹证",受风、寒、湿三气夹杂侵袭所为,导致局部气血痹阻,从而引发疼痛。隔姜灸能温经散寒、通络止痛,一般施灸数次后可有效缓解疼痛。

**治则:** 因病变多局限于肩周部位,造成关节粘连、活动僵硬,故首先可取肩周的阿是穴,疏风、散寒、化湿,通其经络、止其疼痛;肩周部位多为阳经分布,病邪之中以寒湿为重,兼有瘀血阻滞,故可取手三阳经在肩部的诸多穴位施灸,温阳散寒、行气活血、祛除病邪,如肩井穴、肩中俞穴、曲池穴、肩外俞穴、肩贞穴、肩髃穴、肩髎穴等。

**主穴:** 肩井穴、肩中俞穴、曲池穴。

**辅穴:** 肩外俞穴、肩贞穴、肩髃穴、肩髎穴。

**灸法:** 隔姜灸。

**时间:** 隔姜灸以上穴位,每次灸 3~5 壮,每天 1 次,10 次为 1 个疗程。

### 老中医简便方

**桑枝地龙饮**

**原料:** 桑枝 10 克,羌活 6 克,络石藤 12 克,地龙 10 克,石楠藤 15 克。

**制法:** 将原料一起放入锅中,加水煎煮饮之。

**功效:** 此方有祛风湿、利关节的作用,适用于肩周炎。

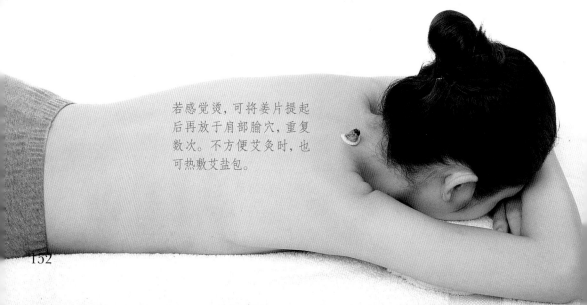

若感觉烫,可将姜片提起后再放于肩部腧穴,重复数次。不方便艾灸时,也可热敷艾盐包。

152

| 肩井穴 | 肩中俞穴 | 曲池穴 | |
|---|---|---|---|
| 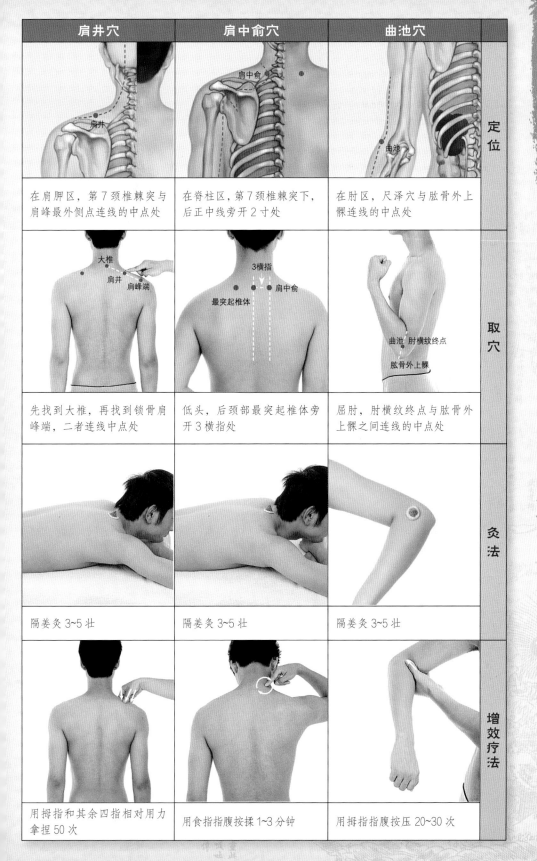 | | | 定位 |
| 在肩胛区，第7颈椎棘突与肩峰最外侧点连线的中点处 | 在脊柱区，第7颈椎棘突下，后正中线旁开2寸处 | 在肘区，尺泽穴与肱骨外上髁连线的中点处 | |
| | | | 取穴 |
| 先找到大椎，再找到锁骨肩峰端，二者连线中点处 | 低头，后颈部最突起椎体旁开3横指处 | 屈肘，肘横纹终点与肱骨外上髁之间连线的中点处 | |
| | | | 灸法 |
| 隔姜灸3~5壮 | 隔姜灸3~5壮 | 隔姜灸3~5壮 | |
| | | | 增效疗法 |
| 用拇指和其余四指相对用力拿捏50次 | 用食指指腹按揉1~3分钟 | 用拇指指腹按压20~30次 | |

153

# 腰肌劳损

## 温和灸命门穴、腰阳关穴、肾俞穴等

**症状:** 腰肌劳损是腰部肌肉、筋膜、韧带等软组织的慢性损伤,慢性腰痛大多属于这种软组织劳损。腰肌劳损的主要表现有腰部或腰骶部反复性疼痛,休息后疼痛会有所减轻。急性发作时,腰部可出现肌肉痉挛,局部有明显的压痛点,脊椎侧弯、活动受限等,部分患者有下肢牵拉性疼痛。

**病因:** 腰肌劳损主要是工作和运动姿势不当,疲劳过度,或外感风寒湿邪,影响局部气血运行,血行不畅促使和加速腰骶肌肉、筋膜和韧带紧张痉挛变性,从而引起慢性腰痛。艾灸疗法的效果较好,通经活络之余,能明显缓解腰腿疼痛,患者心情也会变轻松。

**治则:** 腰部软组织劳损的发病部位,大多在督脉和足太阳经的循行路线上,因此治疗该病除了可取疼痛处的阿是穴,行气活血、舒筋活络之外,尚可

取督脉的命门穴、腰阳关穴,足太阳经的肾俞穴、志室穴、气海俞穴、次髎穴、申脉穴等,疏风散寒、温经通络、益肾止痛。

**主穴:** 命门穴、腰阳关穴、肾俞穴。

**辅穴:** 志室穴、气海俞穴、次髎穴、申脉穴。

**灸法:** 温和灸。

**时间:** 温和灸以上穴位,每次灸 10~15 分钟,每天 1 次。

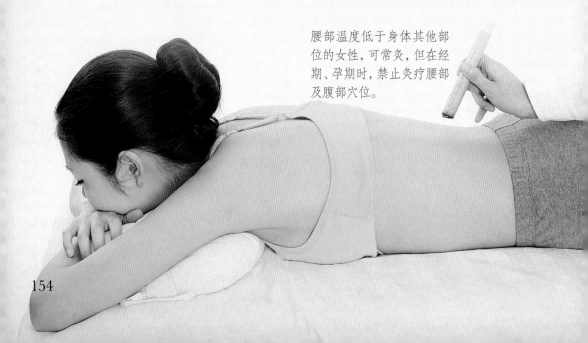

腰部温度低于身体其他部位的女性,可常灸,但在经期、孕期时,禁止灸疗腰部及腹部穴位。

| | 命门穴 | 腰阳关穴 | 肾俞穴 | |
|---|---|---|---|---|
| 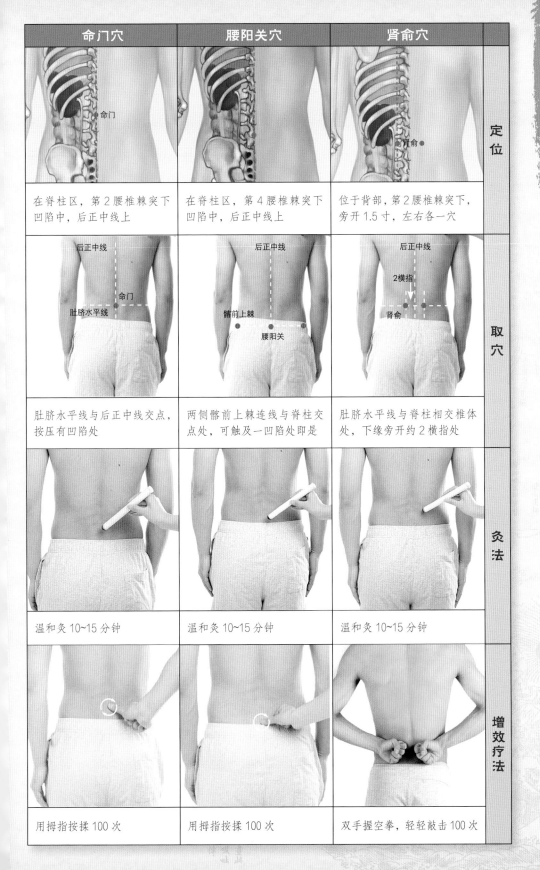 | | | | 定位 |
| | 在脊柱区，第2腰椎棘突下凹陷中，后正中线上 | 在脊柱区，第4腰椎棘突下凹陷中，后正中线上 | 位于背部，第2腰椎棘突下，旁开1.5寸，左右各一穴 | |
| | 后正中线 命门 肚脐水平线 | 后正中线 髂前上棘 腰阳关 | 后正中线 2横指 肾俞 | 取穴 |
| | 肚脐水平线与后正中线交点，按压有凹陷处 | 两侧髂前上棘连线与脊柱交点处，可触及一凹陷处即是 | 肚脐水平线与脊柱相交椎体处，下缘旁开约2横指处 | |
| | | | | 灸法 |
| | 温和灸10~15分钟 | 温和灸10~15分钟 | 温和灸10~15分钟 | |
| | | | | 增效疗法 |
| | 用拇指按揉100次 | 用拇指按揉100次 | 双手握空拳，轻轻敲击100次 | |

155

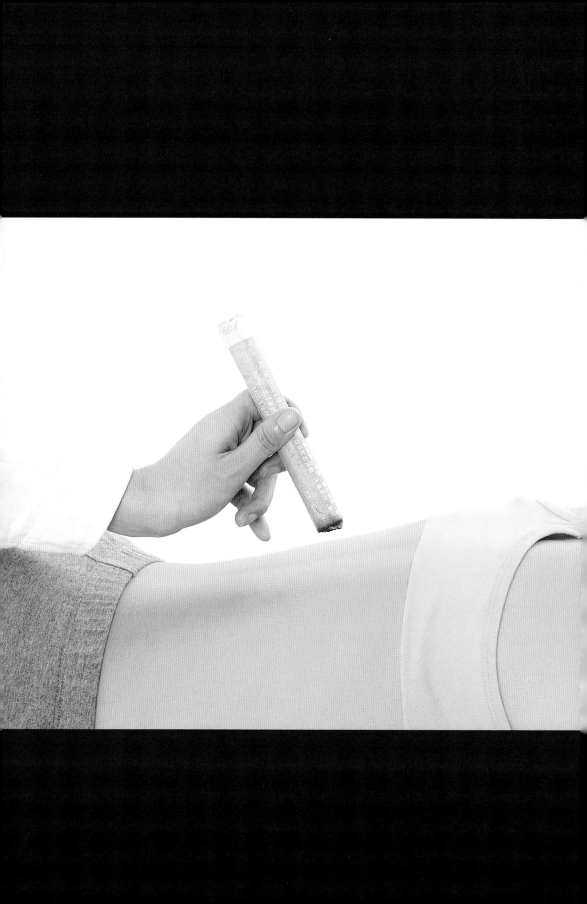

# 第九章

# 日常保健艾灸

# 失眠

## 温和灸涌泉穴、膈俞穴、肝俞穴等

**症状：** 失眠的临床表现为起始睡眠困难，躺在床上 1~2 小时后，仍无法入睡；患者睡眠较浅，一晚上梦境连绵不断；可以入睡但很早就醒，且醒后就无法再睡；时睡时醒、睡眠不沉、间断性失眠等。中医将失眠称为"不寐"。

**病因：** 思虑劳倦、气血不足、心神失养、惊恐、心火独炽、心肾不交、情志不畅、肝阳扰动、饮食不节、脾胃不和等，都可导致夜寐不安。通过艾灸可以补充气血、养心安神、舒筋活络，改善多梦易醒的状况，同时让人精神焕发。

**治则：** 首先，人之所寐需阴阳相交、水火既济，方可安稳入睡，故可灸足部下端涌泉穴，补肾水上交于心火，以沟通阴阳之气；人之神明，皆为心所主，依赖血的濡养，故治失眠者应取膈俞穴、肝俞穴、肾俞穴、神门穴等，滋阴补血、养心安神；俗话说人有三宝"精、气、神"，其中神需气所养，气乃精所化，因此安神一定要补气，尤其是气之根本——元气，是人的精神意识的最大支撑，而补元气者最好的方法就是灸关元穴并辅以头顶百会穴。

**主穴：** 涌泉穴、膈俞穴、肝俞穴。

**辅穴：** 肾俞穴、神门穴、关元穴、百会穴。

**灸法：** 温和灸。

**时间：** 温和灸以上穴位，每次灸 10~15 分钟，每天 1 次。

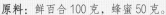
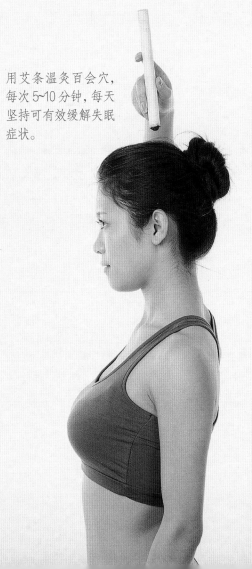

用艾条温灸百会穴，每次 5~10 分钟，每天坚持可有效缓解失眠症状。

| 涌泉穴 | 膈俞穴 | 肝俞穴 | |
|---|---|---|---|
| | | | 定位 |
| 在足底，屈足卷趾时足心最凹陷处 | 在脊柱区，第7胸椎棘突下，后正中线旁开1.5寸处 | 在脊柱区，第9胸椎棘突下，后正中线旁开1.5寸处 | |
| | | | 取穴 |
| 卷足，足底前1/3处可见有一凹陷处，按压有酸痛感处 | 肩胛骨下角水平连线与脊柱相交椎体处，下缘旁开2横指处 | 肩胛骨下角水平连线与脊柱相交处，往下推2个椎体，旁开2横指处 | |
| | | | 灸法 |
| 温和灸 10~15 分钟 | 温和灸 10~15 分钟 | 温和灸 10~15 分钟 | |
| | | | 增效疗法 |
| 用手掌心擦 100~200 次 | 用食指点按 50 次 | 用食指按揉 100 次 | |

159

# 缓解压力

## 温和灸百会穴、印堂穴、太冲穴等

**症状：** 巨大的心理和生理压力常常会令人出现心脾两虚、肝肾阴虚、肝气郁结、气郁化火等异常，导致精神涣散、疲乏无力的症状。

**病因：** 头为"诸阳之会"，只有清阳升腾于上，浊阴降落于下，方能维持人体尤其是头脑的清旷与灵静。一旦清阳不升、浊阴不降，或肝阳上亢、心火妄动，或气血不足、肝肾阴虚，脑失所养，就会严重影响人体的健康。

**治则：** 清阳不足、脑失所养者，可灸百会、印堂两穴，升督脉之阳；辅以太冲穴，可清肝火、消怒气。心脾两亏、阴血虚弱者，可灸血海、三阴交两穴，补肝肾之精；肝气郁结、气郁化火者，可灸内关穴，行气散火。

**主穴：** 百会穴、印堂穴、太冲穴。

**辅穴：** 血海穴、三阴交穴、内关穴。

**灸法：** 温和灸。

**时间：** 温和灸百会穴 8~10 分钟，印堂穴 5 分钟左右，其他穴位 10 分钟左右，每周 2 次，持续1 个月。

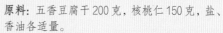

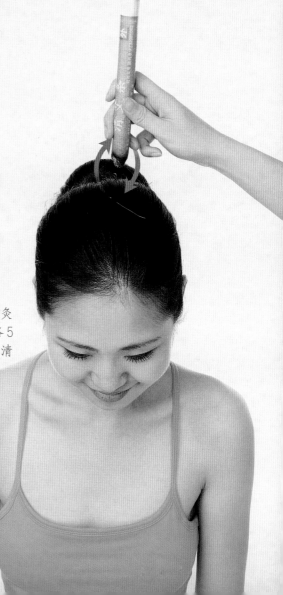

低头，回旋灸或温和灸百会穴、四神聪穴各 5 分钟左右，可感到神清气爽。

| 百会穴 | 印堂穴 | 太冲穴 | |
|---|---|---|---|
| 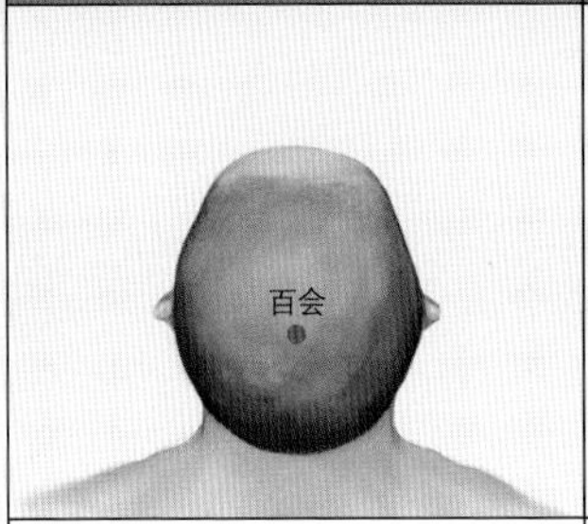 百会 | 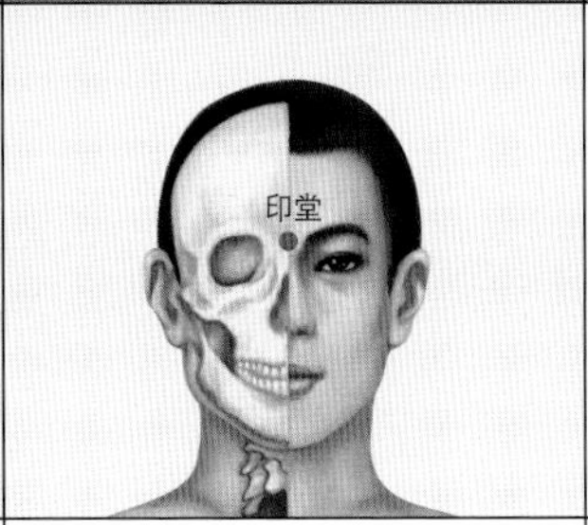 印堂 | 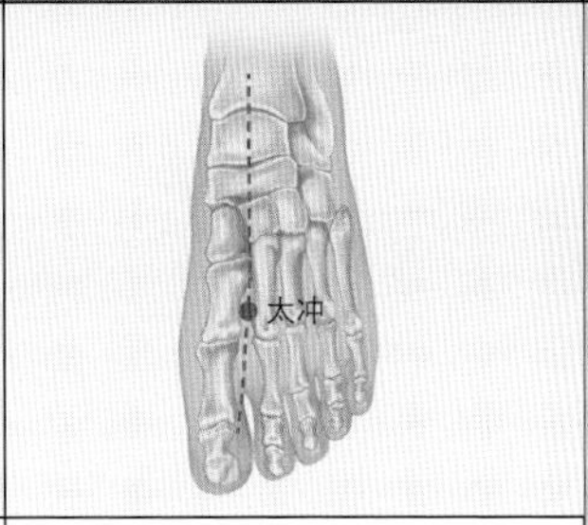 太冲 | 定位 |
| 在头部,前发际正中直上5寸处 | 在头部,两眉毛内侧端中间的凹陷中 | 第1与第2跖骨间,跖骨结合部前方凹陷中 | |
| 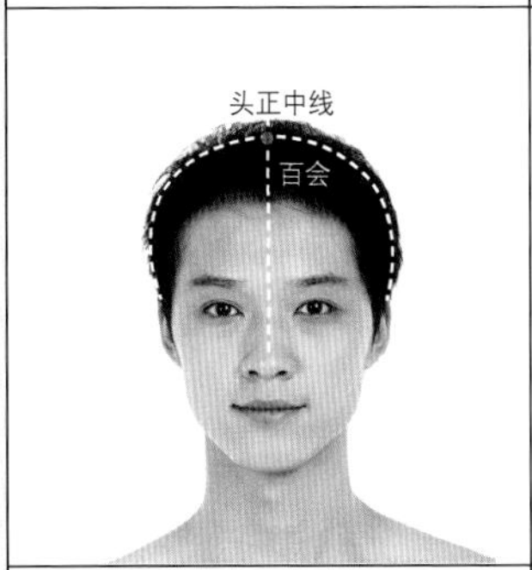 头正中线 百会 | 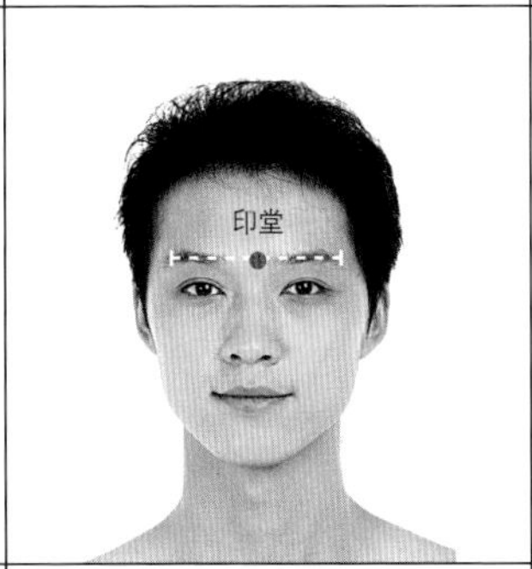 印堂 | 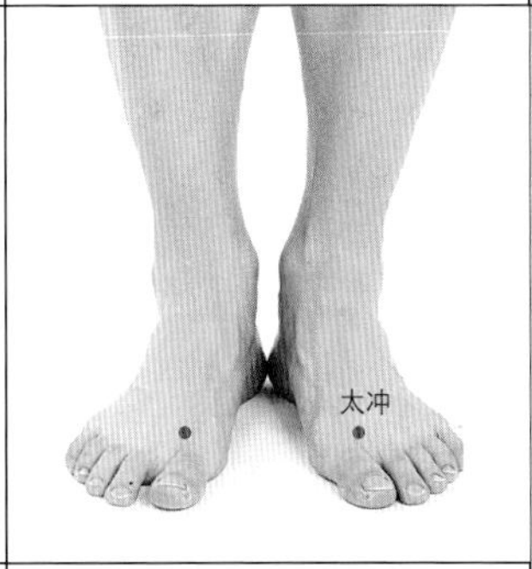 太冲 | 取穴 |
| 两耳尖与头正中线相交,按压有凹陷处 | 两眉头连线中点处 | 沿第1、第2趾骨间横纹向足背推,有一凹陷处即是 | |
| 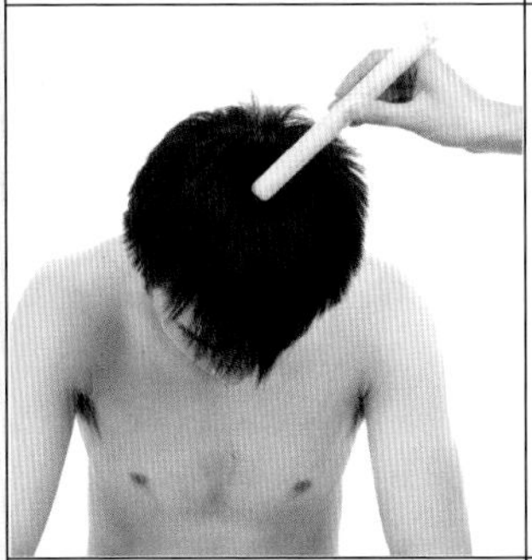 | 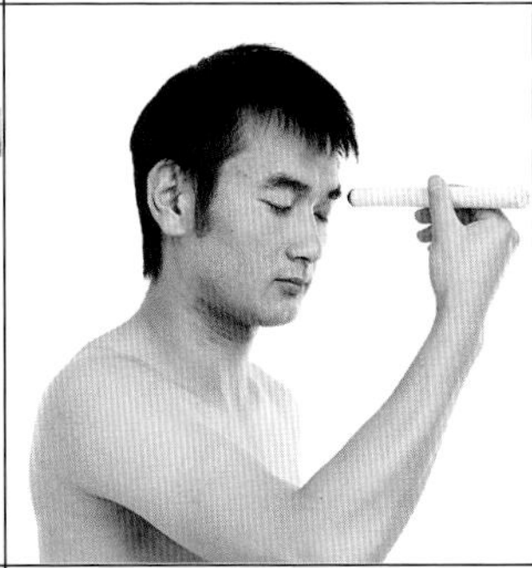 | 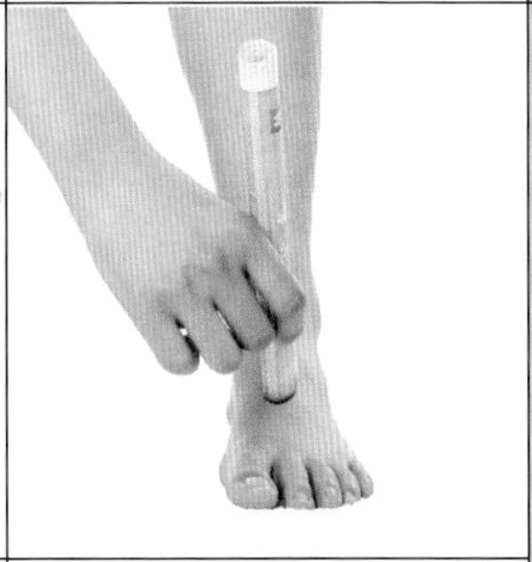 | 灸法 |
| 温和灸8~10分钟 | 温和灸5分钟 | 温和灸10分钟 | |
| 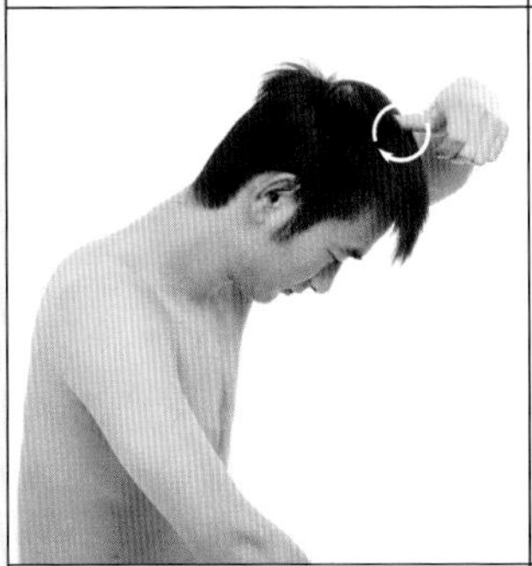 | 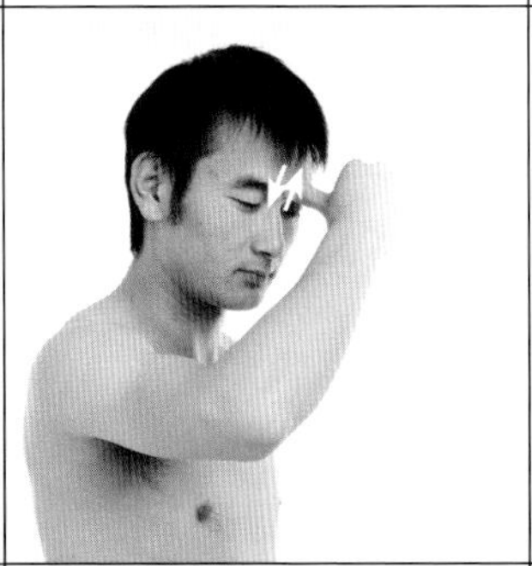 | 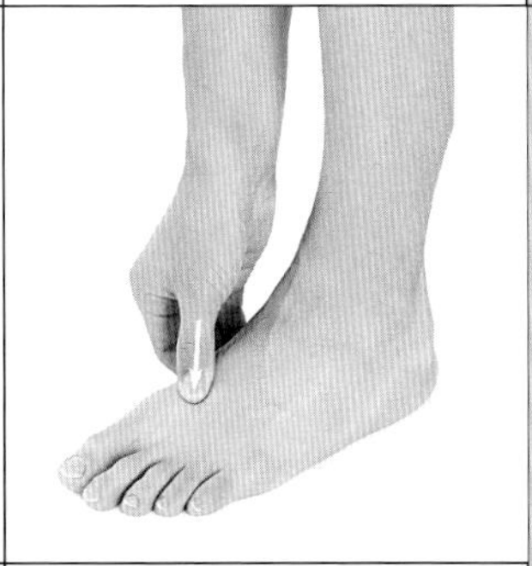 | 增效疗法 |
| 用拇指指腹按揉100次 | 用拇指上下交替推30次 | 用拇指着力拿捏30~50次 | |

找穴位,说灸法

161

# 解除疲劳

## 温和灸百会穴、四神聪穴、中脘穴等

**症状:** 疲劳表现在很多方面,比如大脑疲劳、神疲乏力、失眠健忘、注意力难以集中、头晕脑重、四肢疲劳等。过度、较长时期、原因不明的疲劳,在经过一段时间的休息之后仍无法消除时,应考虑体内是否有某些异常或疾病。

**病因:** 造成人体疲劳的原因很多,如经常熬夜、过度运动、心理情绪上的烦恼和不安、严重的精神压力等。持续艾灸可以调整经气、解除疲劳,增强免疫功能,让人充满活力。

**治则:** 若是瞌睡不断的大脑疲劳,可取百会穴、四神聪穴等艾灸,以益气升阳、补养大脑;若是头晕身重的躯干疲劳,可取中脘穴、肝俞穴、肾俞穴等任督两脉经穴艾灸,以滋阴壮阳、强精固本;若是肌肉酸痛为主的四肢疲劳,可取足三里穴、三阴交穴等阳明、太阴经穴艾灸,以健脾益气。

**主穴:** 百会穴、四神聪穴、中脘穴。

**辅穴:** 肝俞穴、肾俞穴、足三里穴、三阴交穴。

**灸法:** 温和灸。

**时间:** 温和灸百会穴、四神聪穴 8~10 分钟;温和灸其他穴位 10~15 分钟。

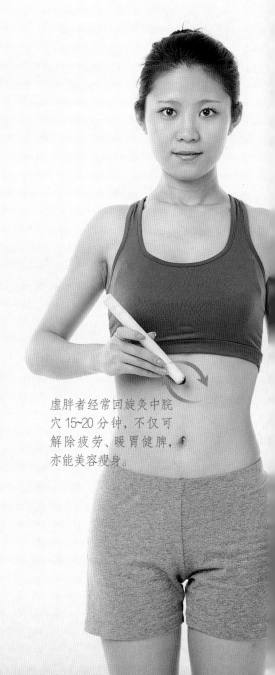

虚胖者经常回旋灸中脘穴 15~20 分钟,不仅可解除疲劳、暖胃健脾,亦能美容瘦身。

---

### 老中医简便方

#### 刺五加五味茶

**原料:** 刺五加 8 克,五味子 3 克。

**制法:** 将刺五加、五味子同置在茶杯内,冲入沸水,加盖闷 15 分钟即可。当茶饮,随冲随饮,每日 1 剂。

**功效:** 此方适用于腰膝酸软、神疲乏力、失眠健忘、注意力难以集中等症状。

| | 百会穴 | 四神聪穴 | 中脘穴 | |
|---|---|---|---|---|
| | | | | 定位 |
| | 在头部，前发际正中直上5寸处 | 在头部，百会穴前、后、左、右各旁开1寸处，共4穴 | 在上腹部，脐中上4寸，前正中线上 | |
| | | | | 取穴 |
| | 两耳尖与头正中线相交处，按压有凹陷处 | 先找到百会穴，其前后左右各量1横指处即是 | 前正中线上，剑胸结合与肚脐连线的中点处 | |
| | | | | 灸法 |
| | 温和灸8~10分钟 | 温和灸8~10分钟 | 温和灸10~15分钟 | |
| | | | | 增效疗法 |
| | 用拇指指腹按揉100次，力度要轻 | 用刮痧板以百会穴为起点，分别向四个方向刮拭 | 用食指指腹按揉30~50次 | |

163

# 足跟疼痛

## 隔姜灸太溪穴、照海穴、申脉穴等

**症状：** 中医认为，足跟为足少阴肾经的起始部位，因此，足跟疼痛是机体肾气不足的重要表现之一。艾灸可以祛除寒邪、调理气血、温补真元，是治愈足跟疼痛的最佳方法。

**病因：** 引起足跟痛的原因，主要是身体遭受风湿阴寒之邪，导致体内阳气不足、经络不通、气行不畅。除此之外，长久站立、年老体虚、足跟脂肪垫炎、跟腱周围炎、跟骨骨刺等，都有可能引发足跟疼痛。

**治则：** 治疗足跟疼痛的关键在于祛寒除湿、疏经通络、调补肾气三者并举。故取足少阴肾经之太溪穴，八脉交会穴照海穴，滋补肾气、扶正达邪；由于肾与膀胱相表里，所以可再取八脉交会穴申脉穴、足太阳膀胱经之昆仑穴，辅

**老中医简便方**

### 枸杞韭菜粥

**原料：** 枸杞 10 克，韭菜段 30 克，大米 50 克。
**制法：** 大米煮粥，快熟时加入枸杞和韭菜段，再煮 1 沸或 2 沸即可，每日 1 次，7 天为 1 个疗程。
**功效：** 此方有补益肝肾、强筋壮骨的作用，适用于肝肾不足型足跟疼痛。

以足少阴肾经之井穴涌泉穴以及仆参穴，疏通人体阳气、行气活血、祛寒除湿。

**主穴：** 太溪穴、照海穴、申脉穴。
**辅穴：** 昆仑穴、涌泉穴、仆参穴。
**灸法：** 隔姜灸。
**时间：** 隔姜灸以上穴位，每穴灸 3~5 壮，每天 1 次或早晚各灸 1 次，1 周为 1 个疗程，可连续灸 1~3 个疗程。

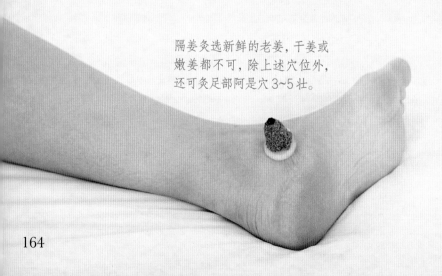

隔姜灸选新鲜的老姜，干姜或嫩姜都不可，除上述穴位外，还可灸足部阿是穴 3~5 壮。

| 太溪穴 | 照海穴 | 申脉穴 | |
|---|---|---|---|
| | | | 定位 |
| 在踝区，内踝尖与跟腱之间的凹陷中 | 在踝区，内踝尖下1寸，内踝下缘边际凹陷中 | 在踝区，外踝下缘与跟骨之间凹陷中 | |
| | | | 取穴 |
| 坐位垂足，由足内踝向后推至与跟腱之间凹陷处 | 坐位垂足，由内踝尖垂直向下推，至下缘凹陷处 | 正坐垂足着地，外踝垂直向下可触及一凹陷处即是 | |
| | | | 灸法 |
| 隔姜灸 3~5 壮 | 隔姜灸 3~5 壮 | 隔姜灸 3~5 壮 | |
| | | | 增效疗法 |
| 用拇指指腹着力点按 30~50 次 | 用拇指指腹按揉 1~3 分钟 | 用食指指腹按揉 1~3 分钟 | |

# 美白祛斑

## 回旋灸大椎穴、三阴交穴、曲池穴等

**症状：** 皮肤暗沉无光、有斑点等都会影响美观。斑点是一种主要发生于面部的色素沉着性皮肤病，主要表现为浅褐色的小斑点，针尖至米粒大小，常发生于前额、鼻梁和脸颊等处。黑色素沉积过多则影响肤色，导致皮肤暗沉无光。

**病因：** 一般来说，有斑必有瘀，祛斑必化瘀。生活、饮食不注意导致寒湿入侵，则引起瘀血内停。气血无法循环流通到皮肤表面，不能供给营养，更无

法带走皮肤代谢的垃圾和有害物质。于是那些无法正常代谢出去的东西沉积形成了斑点，影响了肤色。

**治则：** 美白祛斑可先取大椎穴，以促进皮肤的血液和淋巴循环；辅以三阴交穴，增强皮肤代谢功能，以加强对黑色素的分解与排泄；再取曲池穴，以增强身体的排泄功能；除此之外可取太冲穴、阳陵泉穴、足三里穴、涌泉穴、金门穴、神阙穴等，以柔肝健脾、行气活血、去除色斑，或培补肾元、温化瘀血、清除淤滞。

**主穴：** 大椎穴、三阴交穴、曲池穴。

**辅穴：** 太冲穴、阳陵泉穴、足三里穴、涌泉穴、金门穴、神阙穴。

**灸法：** 回旋灸。

**时间：** 回旋灸以上穴位，每天1次，每次各穴灸15~20分钟。

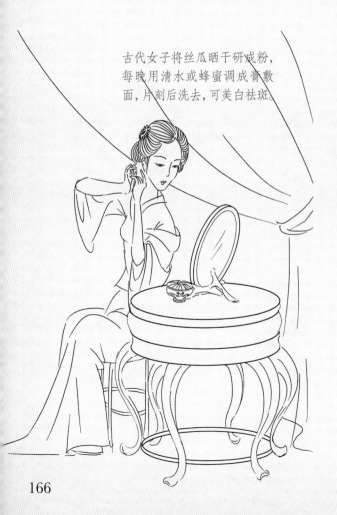

古代女子将丝瓜晒干研成粉，每晚用清水或蜂蜜调成膏敷面，片刻后洗去，可美白祛斑。

| | 大椎穴 | 三阴交穴 | 曲池穴 | |
|---|---|---|---|---|
| | | | | 定位 |
| | 在脊柱区，第7颈椎棘突下凹陷中，后正中线上 | 位于小腿内侧，足踝尖上3寸，胫骨内侧后缘处 | 在肘区，尺泽穴与肱骨外上髁连线的中点处 | |
| | | | | 取穴 |
| | 低头，颈背交界椎骨高突处椎体，下缘凹陷处 | 胫骨内侧面后缘，内踝尖直上4横指处 | 屈肘，肘横纹终点与肱骨外上髁之间连线的中点处 | |
| | | | | 灸法 |
| | 回旋灸 15~20 分钟 | 回旋灸 15~20 分钟 | 回旋灸 15~20 分钟 | |
| | | | | 增效疗法 |
| | 用除拇指外四指按揉 10~20 次 | 用拇指用力按揉 1 分钟 | 用拇指按压 20~30 次 | |

167

# 减肥瘦身

## 隔姜灸三焦俞穴、阳池穴、地机穴等

**症状：**肥胖就是体内的脂肪积聚过多，进食的热量多于人体消耗的热量，以脂肪的形式存储在体内。一般肥胖者不仅体重超标，而且身体沉重、行动缓慢，稍运动就会满头大汗、气喘如牛。

**病因：**肥胖多因过食甘肥厚腻食物，贪图安逸或情绪不畅，导致脾胃运化失常，从而使水湿痰浊内停，流溢肌肤，蓄积于皮里膜外，形成肥胖。艾灸能养肾健脾、化痰祛湿，促进体内血液循环，让体内"收支"平衡，进而达到美体减肥的效果。

**治则：**形体肥胖是痰湿阻滞所致，可先取三焦俞、阳池两穴，疏利三焦、行气利水；辅以地机穴调节胰岛素分泌，降低血糖；再配以天枢穴、丰隆穴、三阴交穴等，健脾和胃、化湿祛痰；命门穴乃生命之门，内藏肾阳之气；大肠俞穴联系胃肠两腑，主管人体排泄。以上诸穴合用，可通阳补肾、行气活血，驱除痰湿、清利下泄，从而达到减肥健身之目的。

**主穴：**三焦俞穴、阳池穴、地机穴。

**辅穴：**天枢穴、丰隆穴、三阴交穴、命门穴、大肠俞穴。

**灸法：**隔姜灸。

**时间：**隔姜灸以上穴位，每穴灸 4~6 壮，每日 1 次，1 个月为 1 疗程，疗程中间可休息 7 天。

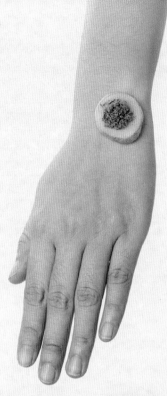

灸毕，在手臂等经常裸露在外的施灸部位涂抹正红花油，一防皮肤灼伤，二可活血化瘀。也可在施灸前涂抹。

---

### 老中医简便方

#### 荷叶粥

**原料：**荷叶半张，大米 50 克，冰糖适量。

**制法：**荷叶洗净煎汤，再用荷叶汤加洗净的大米、冰糖共同煮粥。

**功效：**适用于肥胖者食用，可帮助减肥瘦身。

| | 三焦俞穴 | 阳池穴 | 地机穴 | |
|---|---|---|---|---|
| | | | | 定位 |
| | 在脊柱区，第1腰椎棘突下，后正中线旁开1.5寸处，左右各一穴 | 在腕后区，腕背侧远端横纹上，指总伸肌腱的尺侧缘凹陷中 | 在小腿内侧，阴陵泉穴下3寸，胫骨内侧缘后际处 | |
| | | | | 取穴 |
| | 肚脐水平线与脊柱相交椎体处，往上推1个椎体，下缘旁开2横指处 | 抬臂垂腕，由第4掌骨向上推至腕关节横纹，可触及凹陷处 | 先找到阴陵泉穴，直下量4横指处 | |
| | | | | 灸法 |
| | 隔姜灸4~6壮 | 隔姜灸4~6壮 | 隔姜灸4~6壮 | |
| | | | | 增效疗法 |
| | 用食指端按揉20~30次 | 用另一手拇指点按20次 | 用拇指、食指指腹着力拿捏30~50次 | |

169

# 丰胸乳

## 雀啄灸膻中穴、足三里穴、大椎穴等

**症状:** 胸部的丰挺美观可以增加女性的自信,所以不少女性希望自己的胸部能够完美挺拔,然而很多成年女性因为各种原因胸部发育不良,造成乳房平坦。

**病因:** 平胸或者胸小除了先天发育不良、遗传因素外,有些是因为青春期时胸罩选择不当。此外,营养状况、生活习惯、精神状态等也会影响乳房的发育。

**治则:** 胸为大气之府,丰胸增乳首先要益气升阳。而膻中穴作为整个经络系统中气之会穴,有着"上气海"之美称,可以益气升阳;再配以肝、胃两经之穴,如足三里穴、大椎穴、太冲穴等,可通阳活血、疏肝解郁,促进血液循环。

**主穴:** 膻中穴、足三里穴、大椎穴。

**辅穴:** 太冲穴。

**灸法:** 雀啄灸。

**时间:** 雀啄灸以上穴位,每穴灸15分钟左右。

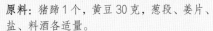

**老中医简便方**

### 黄豆猪蹄汤

**原料:** 猪蹄1个,黄豆30克,葱段、姜片、盐、料酒各适量。

**制法:** 将猪蹄洗净,放进锅内煮沸,撇去浮沫,再加入黄豆、葱段、姜片、料酒,转小火继续炖至猪蹄软烂,拣去葱段、姜片,加盐调味。

**功效:** 此方有丰胸、催乳之功效。

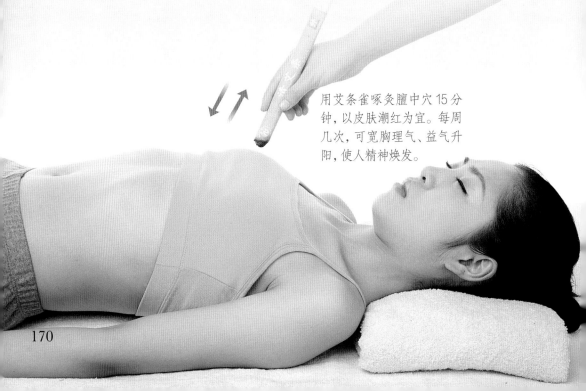

用艾条雀啄灸膻中穴15分钟,以皮肤潮红为宜。每周几次,可宽胸理气、益气升阳,使人精神焕发。

| 膻中穴 | 足三里穴 | 大椎穴 | |
|---|---|---|---|
| | | | 定位 |
| 在胸部，前正中线上，横平第 4 肋间隙处 | 位于小腿外膝眼下 3 寸，胫骨外侧处 | 在脊柱区，第 7 颈椎棘突下凹陷中，后正中线上 | |
| | | | 取穴 |
| 由锁骨往下数第 4 肋，平第 4 肋间，约为两乳头连线中点处 | 同侧手虎口围住髌骨上外缘，余四指向下，中指指尖处 | 低头，颈背交界椎骨最高突起处椎体，下缘凹陷处 | |
| | | | 灸法 |
| 雀啄灸 15 分钟 | 雀啄灸 15 分钟 | 雀啄灸 15 分钟 | |
| | | | 增效疗法 |
| 用拇指按揉 100 次 | 用食指按压 20~30 次 | 采用留罐法 10 分钟 | |

171

# 任脉常用穴位及灸法

## 阴脉之海

　　起于小腹内胞中，下出会阴部，经阴阜，沿腹部正中线向上经过关元等穴，到达咽喉部，和督脉会合再上行环绕口唇，经过面部，进入目眶下的承泣穴，交于足阳明经，共有 24 个穴位。任脉有统任全身各阴经的作用。"腹为阴，背为阳"，其脉气与手足各阴经交会，故又称"阴脉之海"，向后与督脉相连。故有调节阴阳及统任阴经的作用。

| 保养方法 | 重点保养穴 | 适用病症 | 主管脏腑 |
|---|---|---|---|
| 温和灸或回旋灸，三至十五分钟 | 中脘、气海、关元 | 生殖泌尿系统疾病、呼吸系统疾病、上腹部消化系统疾病 | 肺、脾、心、肾、肝 |

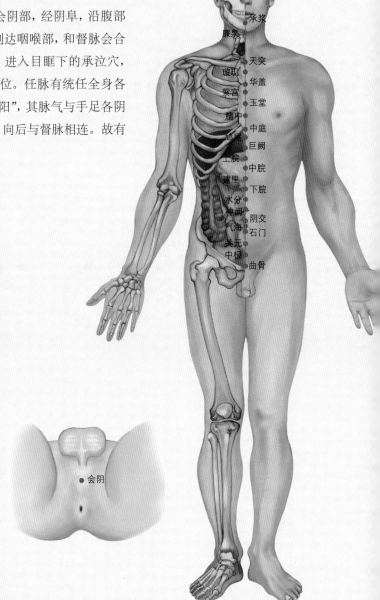

承浆
廉泉
璇玑
紫宫
膻中
鸠尾
上脘
建里
水分
神阙
气海
关元
中极

天突
华盖
玉堂
中庭
巨阙
中脘
下脘
阴交
石门
曲骨

会阴

| 常用穴 | 定位 | 针对病症 | 配伍 | 方法 | 时间 |
|---|---|---|---|---|---|
| 中极穴 | 在下腹部，脐中下4寸，前正中线上 | 尿频、遗精、月经不调、痛经、盆腔炎、前列腺炎、夜尿症等 | 肾俞穴关元穴三阴交穴 | 回旋灸 | 10~15分钟 |
| 关元穴 | 在下腹部，脐中下3寸，前正中线上 | 虚胖浮肿、月经不调、痛经、遗精、阳痿、不孕不育等 | 肾俞穴三阴交穴 | 温和灸 | 10~15分钟 |
| 气海穴 | 在下腹部，脐中下1.5寸，前正中线上 | 小腹疾患、肠胃疾患、虚证、遗精、月经不调等 | 肾俞穴三阴交穴 | 温和灸 | 10~15分钟 |
| 阴交穴 | 在下腹部，脐中下1寸，前正中线上 | 阴部多汗湿痒、月经不调、血崩、带下、腹泻、腹胀等 | 肾俞穴三焦俞穴三阴交穴 | 温和灸 | 10~15分钟 |
| 神阙穴 | 在脐区，脐中央 | 疲乏、面部皱纹、虚寒性的急慢性胃肠炎 | 内关穴天枢穴足三里穴 | 回旋灸 | 10~15分钟 |
| 中脘穴 | 在上腹部，脐中上4寸，前正中线上 | 胃痛、呕吐、腹胀、腹泻、面色萎黄、神疲气短、肥胖症 | 巨阙穴下脘穴 | 回旋灸 | 5~10分钟 |
| 上脘穴 | 在上腹部，脐中上5寸，前正中线上 | 胃脘疼痛、呕吐、打嗝、消化不良、食欲不振、痢疾 | 巨阙穴中脘穴 | 回旋灸 | 5~10分钟 |
| 巨阙穴 | 在上腹部，脐中上6寸，前正中线上 | 胃痛、心痛、腹胀、脚气、急性肠胃炎 | 中脘穴下脘穴 | 回旋灸 | 5~10分钟 |
| 中庭穴 | 在胸部，剑胸结合中点处，前正中线上 | 胸满、噎膈、呕吐、小儿吐乳 | 俞府穴意舍穴 | 温和灸 | 5~15分钟 |
| 膻中穴 | 在胸部，横平第4肋间隙，前正中线上 | 黄褐斑、胸部平坦、乳汁分泌过少、乳房疼痛 | 乳根穴少泽穴 | 温和灸 | 3~7分钟 |
| 天突穴 | 在颈前区，胸骨上窝中央，前正中线上 | 咳嗽、哮喘、打嗝、声音嘶哑、咽喉有异物感 | 膻中穴 | 温和灸 | 3~7分钟 |
| 承浆穴 | 在面部，颏唇沟的正中凹陷处 | 牙齿疼痛、声音嘶哑、口唇麻木、疱疹、口臭、流涎 | 风府穴 | 温和灸 | 3~7分钟 |

# 督脉常用穴位及灸法

## 调节阳经气血的总管

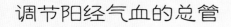

　　督脉起于小腹内,下出于会阴部,向后行于脊柱的内部,向上到达颈部的风府穴,进入脑内,到头顶,沿前额下行鼻柱,共有 28 穴。督脉运行于人体后背,取其背后监督之意,总管一身的阳气。督脉多次与手足三阳经及阳维脉相交会,与各阳经都有联系,所以对全身阳经气血起调节作用,反映脑髓和肾的功能。督脉在咽喉和会阴部位与任脉相连。

保养方法：回旋灸或雀啄灸,五至十五分钟

重点保养穴：命门、腰阳关

适用病症：泌尿生殖系统疾病、消化系统疾病、神经系统疾病

主管脏腑：大肠、胃、小肠、膀胱、胆

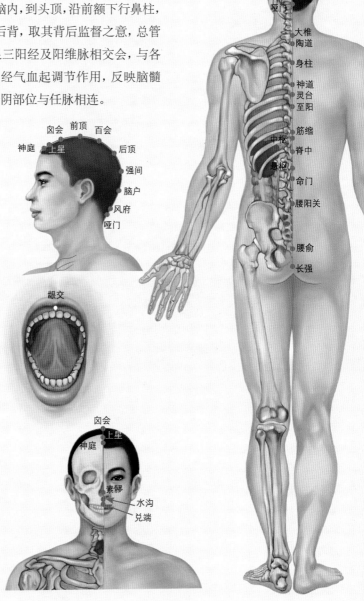

| 常用穴 | 定位 | 针对病症 | 配伍 | 方法 | 时间 |
|---|---|---|---|---|---|
| 长强穴 | 在会阴区，尾骨下方，尾骨端与肛门连线的中点处 | 泄泻、便秘、便血、痔疮、脱肛、女阴瘙痒、阴囊湿疹 | 百会穴 天枢穴 大肠俞穴 | 回旋灸 | 10~15分钟 |
| 腰俞穴 | 在骶区，正对骶管裂孔，后正中线上 | 腹泻、便秘、痔疮、脱肛、月经不调、闭经 | 肾俞穴 环跳穴 | 雀啄灸 | 10~15分钟 |
| 腰阳关穴 | 在脊柱区，第4腰椎棘突下凹陷中，后正中线上 | 腰骶痛、下肢痿痹、遗精、阳痿、月经不调 | 肾俞穴 环跳穴 足三里穴 | 回旋灸 | 10~15分钟 |
| 命门穴 | 在脊柱区，第2腰椎棘突下凹陷中，后正中线上 | 遗精、阳痿、不孕不育、腰脊强痛、下肢痿痹 | 关元穴 三阴交穴 | 回旋灸 | 10~15分钟 |
| 悬枢穴 | 在脊柱区，第1腰椎棘突下凹陷中，后正中线上 | 腹痛、腹胀、消化不良、泄泻、腰脊强痛 | 委中穴 肾俞穴 | 回旋灸 | 10~15分钟 |
| 中枢穴 | 在脊柱区，第10胸椎棘突下凹陷中，后正中线上 | 腰背疼痛、呕吐、腹胀、胃痛、食欲不振 | 命门穴 腰眼穴 | 回旋灸 | 10~15分钟 |
| 至阳穴 | 在脊柱区，第7胸椎棘突下凹陷中，后正中线上 | 胃痛、胸胁胀痛、黄疸、腰背疼痛、心悸 | 风府穴 | 回旋灸 | 10~15分钟 |
| 身柱穴 | 在脊柱区，第3胸椎棘突下凹陷中，后正中线上 | 气喘、感冒、咳嗽、肺结核、腰脊强痛、神经衰弱、神经性皮炎 | 大椎穴 肺俞穴 | 雀啄灸 | 10~15分钟 |
| 大椎穴 | 在脊柱区，第7颈椎棘突下凹陷中，后正中线上 | 面部色斑、粉刺、皮肤过敏、颈椎病、肩背疼痛、发热、中暑、咳嗽、哮喘 | 曲池穴 合谷穴 | 回旋灸 | 10~15分钟 |
| 风府穴 | 在颈后区，枕外隆突直下，两侧斜方肌之间凹陷中 | 感冒、颈项强痛、眩晕、咽喉肿痛、中风 | 百会穴 太阳穴 | 回旋灸 | 5~10分钟 |
| 百会穴 | 在头部，前发际正中直上5寸 | 头痛、耳鸣、眩晕、发热、失眠、脱发、精神萎靡、腰膝酸软 | 人中穴 内关穴 | 雀啄灸 | 5~10分钟 |
| 神庭穴 | 在头部，前发际正中直上0.5寸 | 失眠、头晕、目眩、鼻塞、流泪、目赤肿痛 | 上星穴 睛明穴 太阳穴 | 雀啄灸 | 5~10分钟 |

# 手太阴肺经常用穴位及灸法

## 气息通畅的总管

　　起于中焦的胃部，向下联络大肠，回绕过来沿着胃上口，向上穿过横膈，属于肺脏，从肺与喉咙和气管相连接的地方出来之后，沿上臂内侧向下，经过肘窝，最后直达拇指的末端，共11穴，左右共22穴。肺主气、司呼吸，本经与皮肤问题等关系密切。

主管脏腑：肺、大肠

适用病症：五官疾病、皮肤问题、呼吸系统疾病

重点保养穴：中府、尺泽

保养方法：回旋灸或雀啄灸，五至十五分钟

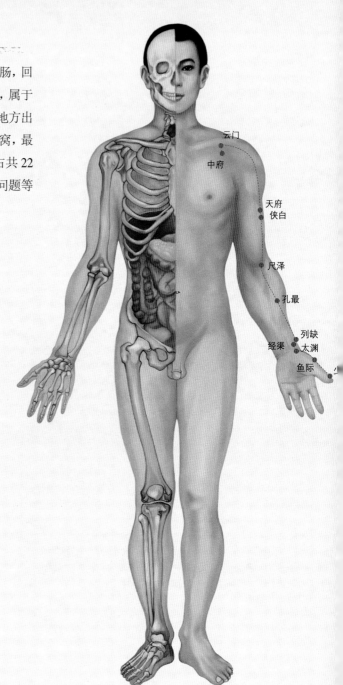

云门
中府
天府
侠白
尺泽
孔最
列缺
经渠　太渊
鱼际

| 常用穴 | 定位 | 针对病症 | 配伍 | 方法 | 时间 |
|---|---|---|---|---|---|
| 中府穴 | 在胸部，横平第1肋间隙，锁骨下窝外侧，前正中线旁开6寸处 | 肺炎、哮喘、胸痛、肺结核、支气管扩张 | 肺俞穴孔最穴 | 回旋灸 | 10~15分钟 |
| 云门穴 | 在胸部，锁骨下窝凹陷中，肩胛骨喙突内缘，前正中线旁开6寸处 | 咳嗽、气喘、胸痛、肩关节内侧痛 | 中府穴 | 回旋灸 | 5~10分钟 |
| 侠白穴 | 在臂前区，腋前纹头下4寸，肱二头肌桡侧缘处 | 咳嗽、气喘、干呕、肋间神经痛 | 大椎穴 | 雀啄灸 | 5~10分钟 |
| 尺泽穴 | 在肘区，肘横纹上，肱二头肌腱桡侧缘凹陷中 | 气管炎、咳嗽、咯血、咽喉肿痛、过敏、湿疹、肘臂痉挛疼痛、膝关节疼痛 | 太渊穴太溪穴 | 回旋灸 | 5~10分钟 |
| 孔最穴 | 在前臂前区，腕掌侧远端横纹上7寸，尺泽穴与太渊穴连线上 | 气管炎、咳嗽、咯血、咽喉肿痛、肘臂痛、痔疮 | 少商穴 | 雀啄灸 | 5~10分钟 |
| 列缺穴 | 在前臂，腕掌侧远端横纹上1.5寸，拇短伸肌腱与拇长展肌腱之间，拇长展肌腱沟的凹陷中 | 咳嗽、气喘、偏正头痛、咽喉痛、落枕 | 照海穴 | 回旋灸 | 5~10分钟 |
| 经渠穴 | 在前臂前区，腕掌侧远端横纹上1寸，桡骨茎突与桡动脉之间 | 咳嗽、气喘、咽喉肿痛、牙痛、无脉症 | 丘墟穴 | 雀啄灸 | 5~10分钟 |
| 太渊穴 | 在腕前区，桡骨茎突与舟状骨之间，拇长展肌腱尺侧凹陷中 | 脉管炎、肺炎、心动过速、神经性皮炎 | 尺泽穴太溪穴 | 雀啄灸 | 5~10分钟 |
| 鱼际穴 | 在手外侧，第1掌骨桡侧中点赤白肉际处 | 咳嗽、哮喘、咳血、发热、咽喉肿痛、失声 | 少商穴孔最穴天突穴 | 回旋灸 | 10~15分钟 |
| 少商穴 | 在手指，大拇指末节桡侧，指甲根角侧旁开0.1寸(指寸)处 | 咳嗽、咽喉肿痛、慢性咽炎、扁桃体炎、中风昏迷、小儿惊风、热病、中暑、感冒 | 中冲穴商阳穴 | 雀啄灸 | 5~10分钟 |

# 手阳明大肠经常用穴位及灸法

## 人体代谢的推动者

起自食指末端的商阳穴,沿食指内侧向上,沿前臂外侧进入肘外侧的曲池穴,再沿上臂外侧上行至肩部,直至与大椎穴相交,然后向下进入锁骨上窝,联络肺脏,通过膈肌,属于大肠,共20穴,左右共40穴。此经从手到头,与消化、吸收以及排出代谢废物的器官关系密不可分。

保养方法：雀啄灸或回旋灸,三至十分钟

重点保养穴：手三里、曲池、合谷

适用病症：五官、咽喉、消化、皮肤等方面疾病

主管脏腑：大肠、胃、肺

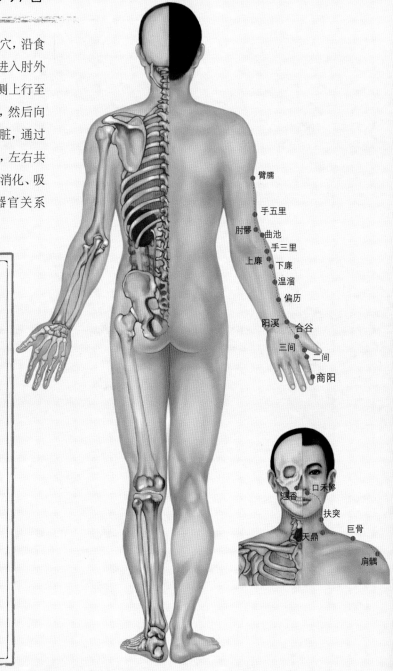

臂臑
手五里
肘髎　曲池
手三里
上廉　下廉
温溜
偏历
阳溪　合谷
三间
二间
商阳

口禾髎
迎香
扶突
巨骨
天鼎
肩髃

| 常用穴 | 定位 | 针对病症 | 配伍 | 方法 | 时间 |
|---|---|---|---|---|---|
| 二间穴 | 在手指，第2掌指关节桡侧远端赤白肉际处 | 牙痛、咽喉肿痛、鼻出血、目痛、腹胀 | 中府穴 | 雀啄灸 | 5~10分钟 |
| 合谷穴 | 在手背，第2掌骨桡侧的中点处 | 外感发热、头痛目眩、鼻塞、牙痛、便秘、月经不调、荨麻疹、昏迷、中风、脱肛、三叉神经痛、全身胀痛、过敏性鼻炎、咽喉肿痛、口腔溃疡、面瘫耳聋、痤疮、湿疹、神经性皮炎、黄褐斑、酒糟鼻 | 太阳穴 太冲穴 | 雀啄灸 | 5~10分钟 |
| 阳溪穴 | 在腕区，腕背侧远端横纹桡侧，桡骨茎突远端，即解剖学"鼻烟窝"的凹陷中 | 头痛、耳鸣、耳聋、牙痛、目赤肿痛 | 合谷穴 | 回旋灸 | 3~7分钟 |
| 温溜穴 | 在前臂，腕背横纹上5寸，阳溪穴与曲池穴连线上 | 寒热头痛、面赤面肿、口舌痛、肩背疼痛、肠鸣、腹痛、流鼻血 | 合谷穴 | 雀啄灸 | 5~10分钟 |
| 下廉穴 | 在前臂、肘横纹下4寸，阳溪穴与曲池穴连线上 | 眩晕、腹痛、上肢不遂、手肘肩无力 | 上廉穴 足三里穴 | 雀啄灸 | 3~7分钟 |
| 上廉穴 | 在前臂，肘横纹下3寸，阳溪穴与曲池穴连线上 | 腹痛、腹胀、肠鸣、上肢肿痛、上肢不遂 | 下廉穴 足三里穴 | 雀啄灸 | 3~7分钟 |
| 手三里穴 | 在前臂，肘横纹下2寸，阳溪穴与曲池穴连线上 | 腹痛、腹泻、肩周炎、上肢不遂、牙痛 | 三阴交穴 | 回旋灸 | 5~10分钟 |
| 曲池穴 | 在肘区，尺泽穴与肱骨外上髁连线的中点处 | 感冒、外感发热、咳嗽、气喘、腹痛、脂肪肝、手臂肿痛、痤疮、皮肤瘙痒、湿疹、白癜风、半身不遂 | 肩髃穴 外关穴 | 回旋灸 | 5~10分钟 |
| 肘髎穴 | 在肘区，肱骨外上髁上缘，髁上嵴的前缘 | 肩、臂、肘疼痛、上肢麻木、拘挛 | 手三里穴 | 雀啄灸 | 3~7分钟 |
| 肩髃穴 | 在肩峰前下方，肩峰与肱骨大结节之间凹陷处 | 肩臂疼痛、肩周炎、上肢不遂 | 少商穴 中冲穴 合谷穴 | 雀啄灸 | 5~10分钟 |

# 足阳明胃经常用穴位及灸法

## 气血之源，后天之本

起于鼻翼两侧的迎香穴，经过颈部支脉、胸腹部主干、腹部支脉、小腿上的支脉到足部支脉，末于脚部中趾末端，一侧 45 穴，左右共 90 穴。胃经属于胃，联络于脾，运化气血生成，负责消化吸收功能，是人后天生存的能量和营养的来源，被称为"后天之本"。

保养方法：艾条灸，三至十五分钟

重点保养穴：足三里、天枢、丰隆

适用病症：五官、咽喉、消化、皮肤等方面疾病

主管脏腑：胃、脾

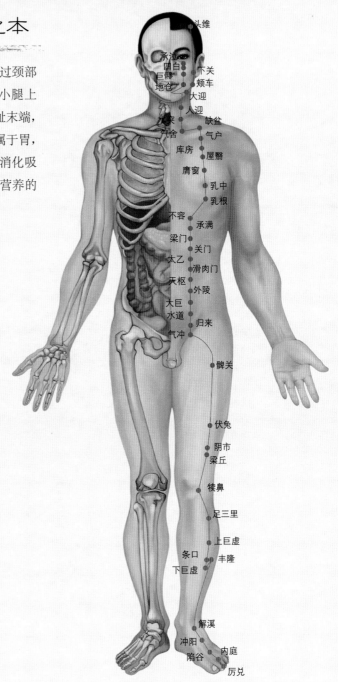

头维
承泣
四白
巨髎
地仓
大迎
人迎
水突
气舍
库房
膺窗
不容
梁门
太乙
天枢
大巨
水道
气冲
不关
颊车
大迎
缺盆
气户
屋翳
乳中
乳根
承满
关门
滑肉门
外陵
归来
髀关
伏兔
阴市
梁丘
犊鼻
足三里
上巨虚
条口
丰隆
下巨虚
解溪
冲阳
陷谷
内庭
厉兑

| 常用穴 | 定位 | 针对病症 | 配伍 | 方法 | 时间 |
|---|---|---|---|---|---|
| 承泣穴 | 在面部，眼球与眶下缘之间，瞳孔直下处 | 目赤肿痛、视力模糊、白内障、口眼歪斜 | 太阳穴 | 雀啄灸 | 3~5分钟 |
| 四白穴 | 在面部，眼眶下方的凹陷处，瞳孔直下处 | 目赤痛痒、迎风流泪、白内障、面瘫 | 阳白穴 颊车穴 | 雀啄灸 | 3~5分钟 |
| 下关穴 | 在面部，颧弓下缘中央与下颌切迹之间凹陷处 | 牙痛、口眼歪斜、面痛、耳鸣 | 翳风穴 | 雀啄灸 | 3~5分钟 |
| 乳中穴 | 在胸部，当第4肋间隙，乳头中央，前正中线旁开4寸处 | 目瘤、癫痫、月经不调、产后乳少 | 乳根穴 | 回旋灸 | 5~10分钟 |
| 乳根穴 | 在胸部，乳头直下第5肋间隙，前正中线旁开4寸处 | 胸痛、胸闷、咳喘、乳汁不足、乳房肿痛 | 乳中穴 | 回旋灸 | 5~10分钟 |
| 梁门穴 | 在上腹部，脐中上4寸，前正中线旁开2寸处 | 胃痛、呕吐、腹胀、食欲不振、便溏、呕血 | 公孙穴 内关穴 | 回旋灸 | 5~10分钟 |
| 滑肉门穴 | 在上腹部，脐中上1寸，前正中线旁开2寸处 | 胃痛、呕吐、腹胀、食欲不振、月经不调 | 足三里穴 | 回旋灸 | 5~10分钟 |
| 天枢穴 | 在腹部，横平脐中，前正中线旁开2寸处 | 呕吐、腹胀、肠鸣、腹泻不止、痢疾、便秘、口腔溃疡、月经不调 | 足三里穴 | 温和灸 | 10~15分钟 |
| 归来穴 | 在下腹部，脐中下4寸，前正中线旁开2寸处 | 腹痛、不孕、闭经、阳痿、白带过多 | 三阴交穴 | 雀啄灸 | 5~10分钟 |
| 犊鼻穴 | 在膝前区，髌韧带外侧凹陷中 | 膝痛、腰痛、足跟痛、脚气 | 阳陵泉穴 足三里穴 | 温和灸 | 10~15分钟 |
| 足三里穴 | 在小腿外侧，犊鼻穴下3寸，犊鼻穴与解溪穴连线上 | 胃痛、呕吐、腹胀、腹泻、便秘、高脂血症、头晕、鼻塞、癫痫、半身不遂、脾胃虚弱、贫血 | 中脘穴 梁丘穴 | 回旋灸 | 10~15分钟 |
| 上巨虚穴 | 在小腿外侧，犊鼻穴下6寸，犊鼻穴与解溪穴连线上 | 肠胃炎、泄泻、便秘、腹胀、高血压 | 关元穴 | 回旋灸 | 10~15分钟 |
| 下巨虚穴 | 在小腿外侧，犊鼻穴下9寸，犊鼻穴与解溪穴连线上 | 小腹疼痛、胃脘痛、胰腺炎、下肢浮肿 | 天枢穴 上巨虚穴 | 回旋灸 | 10~15分钟 |
| 丰隆穴 | 在小腿外侧，外踝尖上8寸，胫骨前肌的外缘处 | 鼻塞流涕、流鼻血、口歪 | 肺俞穴 尺泽穴 | 雀啄灸 | 5~10分钟 |

# 足太阴脾经常用穴位及灸法

## 运化精华，滋养气血

从大脚趾末端开始，经内踝的前面，上小腿内侧，沿胫骨后缘上行，进入腹部，属于脾脏，联络胃，通过横膈上行，连接舌根，分散于舌下，共21穴，左右共42穴。脾的主要作用是运化，即吸收食物中的精华物质，转化为气血津液，通过心肺输送至全身各脏腑组织，以供生命活动之需。

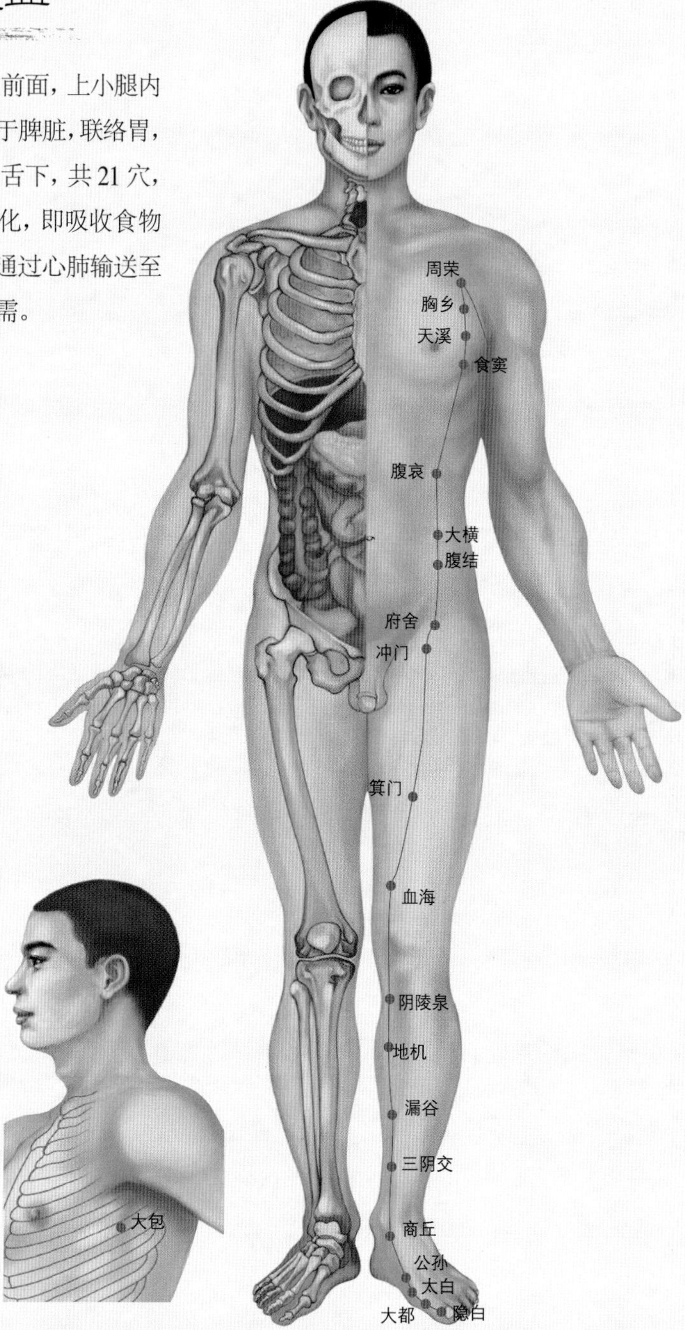

保养方法：艾条灸，五至十五分钟

重点保养穴：阴陵泉、血海、三阴交

适用病症：胃病、妇科病、前阴病及经脉循行部位的病症

主管脏腑：脾、胃

周荣
胸乡
天溪
食窦
腹哀
大横
腹结
府舍
冲门
箕门
血海
阴陵泉
地机
漏谷
三阴交
商丘
公孙
太白
大都　隐白

大包

182

| 常用穴 | 定位 | 针对病症 | 配伍 | 方法 | 时间 |
|---|---|---|---|---|---|
| 隐白穴 | 在足趾，大趾末节内侧，趾甲根角侧后方0.1寸（指寸）处 | 月经过多、崩漏、腹胀、便血 | 脾俞穴 上脘穴 | 温和灸 | 5~10分钟 |
| 大都穴 | 在足趾，第1跖趾关节前下方赤白肉际凹陷中 | 腹胀、腹痛、呕吐、便秘、胃痛、小儿惊风 | 阳关穴 鱼际穴 | 温和灸 | 5~10分钟 |
| 太白穴 | 在跖区，第1跖趾关节后下方赤白肉际凹陷处 | 脾胃虚弱、胃痛、腹胀、腹痛、腰痛、肠鸣 | 中脘穴 足三里穴 | 回旋灸 | 5~10分钟 |
| 商丘穴 | 在踝区，内踝前下方，舟骨结节与内踝尖连线中点的凹陷处 | 腹胀、肠鸣、痔疮、双脚无力、足踝痛 | 气海穴 | 雀啄灸 | 5~10分钟 |
| 三阴交穴 | 在小腿内侧，内踝尖上3寸，胫骨内侧缘后际处 | 脾胃虚弱、腹泻、胃痛、痛经、月经不调、月经过多、小便不利、阳痿、失眠、糖尿病、更年期综合征、白带过多、前列腺炎、早泄 | 中极穴 足三里穴 | 回旋灸 | 5~10分钟 |
| 地机穴 | 在小腿内侧，阴陵泉穴下3寸，胫骨内侧缘后际处 | 腹胀腹痛、月经不调、遗精、糖尿病 | 公孙穴 三阴交穴 | 雀啄灸 | 5~10分钟 |
| 阴陵泉穴 | 在小腿内侧，胫骨内侧髁下缘与胫骨内侧缘之间的凹陷中 | 腹痛、膝痛、水肿、遗尿、中风、失眠 | 膀胱俞穴 | 回旋灸 | 10~15分钟 |
| 血海穴 | 在股前区，髌底内侧端上2寸，股四头肌内侧头的隆起处 | 腹胀、月经不调、痛经、贫血、皮肤瘙痒、荨麻疹、白癜风、崩漏 | 曲池穴 合谷穴 | 雀啄灸 | 5~10分钟 |
| 腹结穴 | 在下腹部，脐中下1.3寸，前正中线旁开4寸处 | 腹泻、便秘、胁肋痛、打嗝、疝气 | 气海穴 天枢穴 | 温和灸 | 10~15分钟 |
| 大横穴 | 在腹部，脐中旁开4寸处 | 腹胀、腹痛、痢疾、泄泻、便秘、高脂血症 | 天枢穴 足三里穴 | 回旋灸 | 10~15分钟 |
| 天溪穴 | 在胸部，第4肋间隙，前正中线旁开6寸处 | 胸部疼痛、咳嗽、胸胁胀痛、乳房肿痛 | 中脘穴 | 雀啄灸 | 5~10分钟 |

# 手少阴心经常用穴位及灸法

## 主神明，司意识

　　起于心中，出属"心系"（心与其他脏器相联系的部位），向下通过膈肌，联络小肠。上行支脉与脑和眼相连；外行主干经肺部到腋下，沿上臂内侧，行于手太阴、手厥阴的后面，到达肘窝，沿前臂内侧后缘，最后进入手掌内后边，出于小指内侧末端，共有9穴，左右共18穴。心经掌管血脉及推动血液循环，主治心、胸以及神志病。

| 保养方法：温和灸或雀啄灸，三至十分钟 | 重点保养穴：少冲、少府 | 适用病症：胸部、心脏及神志等方面的疾病 | 主管脏腑：心、小肠、肺 |
|---|---|---|---|

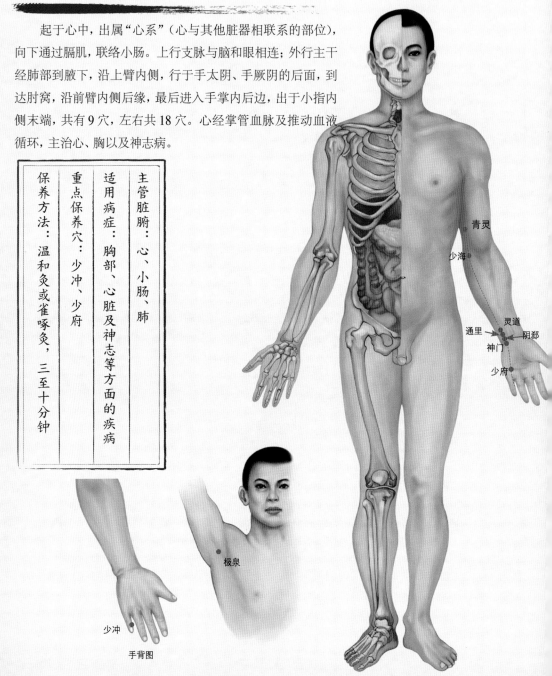

青灵

少海

灵道

通里　　阴郄

神门

少府

极泉

少冲

手背图

| 常用穴 | 定位 | 针对病症 | 配伍 | 方法 | 时间 |
|---|---|---|---|---|---|
| 极泉穴 | 在腋区，腋窝中央，腋动脉搏动处 | 冠心病、心痛、四肢不举、乳汁分泌不足 | 侠白穴 | 温和灸 | 3~7分钟 |
| 青灵穴 | 在臂前区，肘横纹上3寸，肱二头肌的内侧沟中 | 头痛、肩臂红肿、腋下肿痛、全身冷战 | 肩髎穴 曲池穴 | 温和灸 | 3~7分钟 |
| 少海穴 | 在肘前区，横平肘横纹，肱骨内上髁前缘处 | 心痛、牙痛、肘臂挛痛、眼充血、鼻充血 | 后溪穴 | 温和灸 | 3~7分钟 |
| 灵道穴 | 在前臂前区，腕掌侧远端横纹上1.5寸，尺侧腕屈肌腱的桡侧缘处 | 心脏疾患、胃脘疼痛、目赤肿痛、癫痫 | 心俞穴 | 雀啄灸 | 5~10分钟 |
| 通里穴 | 在前臂前区，腕掌侧远端横纹上1寸，尺侧腕屈肌腱的桡侧缘处 | 肘臂肿痛、头痛、头昏、心悸、扁桃体炎 | 灵道穴 阴郄穴 | 雀啄灸 | 5~10分钟 |
| 阴郄穴 | 在前臂前区，腕掌侧远端横纹上0.5寸，尺侧腕屈肌腱的桡侧缘处 | 胃脘疼痛、吐血、心痛、盗汗、失语 | 内关穴 心俞穴 | 雀啄灸 | 5~10分钟 |
| 神门穴 | 在腕前区，腕掌侧远端横纹尺侧端，尺侧腕屈肌腱的桡侧缘处 | 心烦、失眠、心悸、头痛、目眩、手臂疼痛、冠心病 | 支正穴 大椎穴 丰隆穴 | 雀啄灸 | 5~10分钟 |
| 少府穴 | 在手掌，横平第5掌指关节近端，第4、第5掌骨之间 | 心悸、胸痛、手小指拘挛、臂神经痛 | 内关穴 | 雀啄灸 | 5~10分钟 |
| 少冲穴 | 在手指，小指末节桡侧，指甲根角侧上方0.1寸（指寸）处 | 癫狂、热病、中风昏迷、目黄、胸痛 | 太冲穴 中冲穴 | 雀啄灸 | 5~10分钟 |

# 手太阳小肠经常用穴位及灸法

## 心的卫兵和仆人

　　起于小指内侧端的少泽穴，沿手背外侧至手腕部，沿前臂外侧后缘直上，出于肩关节，绕行肩胛部。之后分成两支，体内线路经心脏、胃到达小肠；外表向上经颈部到达面颊，终于内眼角，与足太阳膀胱经相交。一侧 19 穴，左右共 38 穴。《校注医醇剩义》中说，"心经之火，移于小肠"，心火较旺的人，可取小肠经施治。

保养方法：艾条灸，五至十五分钟

重点保养穴：少泽、养老

适用病症：五官、胃肠等方面疾病

主管脏腑：小肠、心、胃

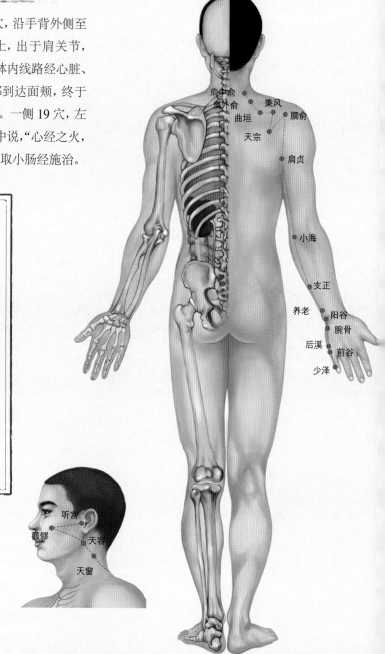

肩中俞
肩外俞
秉风
曲垣
臑俞
天宗
肩贞
小海
支正
养老　阳谷
腕骨
后溪　前谷
少泽

听宫
颧髎
天容
天窗

| 常用穴 | 定位 | 针对病症 | 配伍 | 方法 | 时间 |
|---|---|---|---|---|---|
| 少泽穴 | 在手指，小指末节尺侧，指甲根角侧旁开 0.1 寸（指寸）处 | 头痛、颈项痛、中风昏迷、乳汁分泌不足 | 人中穴 | 雀啄灸 | 5~10 分钟 |
| 后溪穴 | 在手内侧，第 5 掌指关节尺侧，近端赤白肉际凹陷中 | 颈肩痛、肘臂痛、汗多、落枕、急性腰扭伤 | 天柱穴 | 雀啄灸 | 5~10 分钟 |
| 阳谷穴 | 在腕后区，尺骨茎突与三角骨之间的凹陷中 | 头痛，臂、腕外侧痛，耳鸣、耳聋，口腔炎、齿龈炎，腮腺炎 | 阳溪穴阳池穴 | 回旋灸 | 5~10 分钟 |
| 养老穴 | 在前臂后区，腕背横纹上 1 寸，尺骨头桡侧凹陷中 | 老年痴呆、目视不明、耳聋、急性腰痛 | 太冲穴 | 雀啄灸 | 5~10 分钟 |
| 支正穴 | 在前臂后区，腕背侧远端横纹上 5 寸，尺骨尺侧与尺侧腕屈肌之间 | 头痛、目眩、腰背酸痛、四肢无力、糖尿病 | 血海穴 | 回旋灸 | 5~10 分钟 |
| 肩贞穴 | 在肩胛区，肩关节后下方，腋后纹头直上 1 寸处 | 肩周炎、肩胛痛、手臂麻痛、耳鸣 | 肩髃穴肩髎穴 | 回旋灸 | 10~15 分钟 |
| 天宗穴 | 在肩胛区，肩胛冈中点与肩胛骨下角连线上 1/3 与 2/3 交点凹陷中 | 颈椎病、肩胛疼痛、肩周炎、颊颌肿、肘酸痛、乳房胀痛、气喘、小儿脊柱侧弯 | 膻中穴足三里穴 | 回旋灸 | 10~15 分钟 |
| 秉风穴 | 在肩胛区，肩胛冈上窝中点处 | 肩胛疼痛不举、颈项不得回顾、咳嗽 | 天宗穴 | 温和灸 | 10~15 分钟 |
| 肩外俞穴 | 在脊柱区，第 1 胸椎棘突下，后正中线旁开 3 寸处 | 肩背酸痛、颈项僵硬、上肢冷痛、偏头痛 | 大椎穴 | 回旋灸 | 10~15 分钟 |
| 肩中俞穴 | 在脊柱区，第 7 颈椎棘突下，后正中线旁开 2 寸处 | 咳嗽、肩背酸痛、颈项僵硬、发热恶寒 | 肩外俞穴 | 回旋灸 | 10~15 分钟 |

# 足太阳膀胱经常用穴位及灸法

## 通达阳气，调达水道

起于眼部的睛明穴，上行至头顶的百会穴，后下行到后颈部。自此分为两支，一分支从颈部下行，沿背部、腰部、大腿后侧，直至足外踝，沿脚背到小趾外侧的至阴穴，此分支交于足少阴肾经；第二分支深入体内，通过肾脏到达膀胱。此经一侧67穴，左右共134穴。

主管脏腑：膀胱、肾

适用病症：头、颈、目、背、腰、下肢病症，神志病

重点保养穴：肾俞、厥阴俞

保养方法：艾条灸或温灸器灸，五至二十分钟

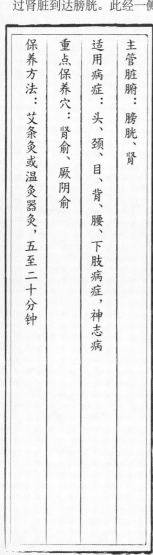

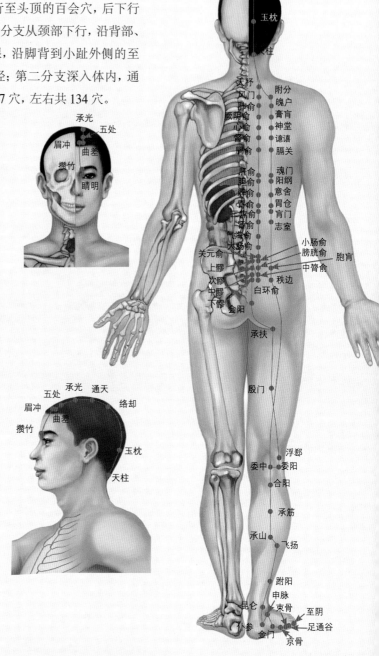

188

| 常用穴 | 定位 | 针对病症 | 配伍 | 方法 | 时间 |
|---|---|---|---|---|---|
| 厥阴俞穴 | 在脊柱区，当第4胸椎棘突下，后正中线旁开1.5寸处 | 胃脘疼痛、呕吐、心痛、心悸、胸闷 | 内关穴 | 艾罐灸 | 15~20分钟 |
| 胃俞穴 | 在脊柱区，第12胸椎棘突下，后正中线旁开1.5寸处 | 胃寒、腹胀、呕吐、口臭、泄泻、打嗝、消化不良 | 中脘穴梁丘穴 | 回旋灸 | 15~20分钟 |
| 肾俞穴 | 在脊柱区，第2腰椎棘突下，后正中线旁开1.5寸处 | 遗精、阳痿、月经不调、小便不利、水肿、闭经 | 三阴交穴 | 回旋灸 | 15~20分钟 |
| 志室穴 | 在腰区，第2腰椎棘突下，后正中线旁开3寸处 | 遗精、阴痛水肿、小便不利、腰脊强痛 | 肾俞穴 | 温和灸 | 5~10分钟 |
| 气海俞穴 | 在脊柱区，第3腰椎棘突下，后正中线旁开1.5寸处 | 目视不明、近视、夜盲、急性腰扭伤 | 光明穴 | 雀啄灸 | 5~10分钟 |
| 大肠俞穴 | 在脊柱，第4腰椎棘突下，后正中线旁开1.5寸处 | 急慢性腰痛、坐骨神经痛、泄泻、腹胀、肠鸣、痔疮 | 气海穴支沟穴 | 回旋灸 | 15~20分钟 |
| 小肠俞穴 | 在骶区，横平第1骶后孔，骶正中嵴旁1.5寸 | 慢性痢疾、慢性肠炎、荨麻疹、腰椎间盘突出 | 天枢穴足三里穴 | 回旋灸 | 15~20分钟 |
| 次髎穴 | 在骶区，正对第2骶后孔中间 | 月经不调、带下、遗精、阳痿、腰骶痛 | 上髎穴中髎穴下髎穴 | 回旋灸 | 15~20分钟 |
| 委中穴 | 在膝后区，腘横纹中点，股二头肌腱与半腱肌肌腱的中点 | 腰脊痛、坐骨神经痛、膝关节炎、半身不遂、皮肤瘙痒 | 长强穴上巨虚穴 | 回旋灸 | 10~15分钟 |
| 跗阳穴 | 在小腿后区，昆仑穴直上3寸，腓骨与跟腱之间 | 腰、骶、髋、股后外侧疼痛 | 昆仑穴申脉穴 | 雀啄灸 | 5~10分钟 |
| 昆仑穴 | 在踝区，外踝尖与跟腱之间的凹陷中 | 头痛、腰骶疼痛、外踝部红肿、足部生疮 | 承山穴 | 温和灸 | 5~10分钟 |
| 仆参穴 | 在跟区，昆仑穴直下，跟骨外侧，赤白肉际处 | 牙槽脓肿、下肢痿弱、足跟痛、癫痫 | 金门穴申脉穴 | 雀啄灸 | 5~10分钟 |
| 金门穴 | 在足背，外踝前缘直下，第5跖骨粗隆后方，骰骨下缘凹陷中 | 腰痛、足部扭伤、晕厥、牙痛、偏头痛 | 仆参穴 | 温和灸 | 5~10分钟 |
| 至阴穴 | 在足趾，小趾末节外侧，趾甲根角侧旁开0.1寸（指寸）处 | 头痛、鼻塞、遗精、胎位不正、难产 | 太冲穴百会穴 | 温和灸 | 5~10分钟 |

# 足少阴肾经常用穴位及灸法

## 阴阳之根，人体健康的保证

　　起于小趾之下，斜向足心（涌泉穴），沿内踝后，进入足跟，于腿肚内侧上行，出腘窝的内侧，向上行股内后缘，通向脊柱（长强穴），属于肾脏，联络膀胱。本经脉行于体内，一支从肾向上通过肝和横膈，进入肺中，沿着喉咙，夹于舌根部；另一支从肺部出来，联络心脏，流注于胸中，与手厥阴心包经相接。一侧27穴，左右共54穴。

主管脏腑：肾、膀胱、心、肺、肝

适用病症：泌尿系统、消化系统、心血管系统等方面疾病

重点保养穴：涌泉、太溪

保养方法：艾条灸，五至十五分钟

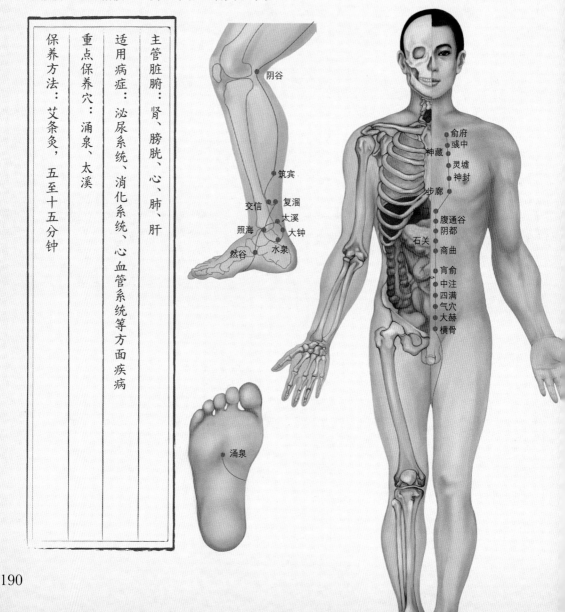

阴谷

筑宾

交信　复溜
　　　太溪
照海　大钟
然谷　水泉

俞府
彧中
神藏
灵墟
神封
步廊
神封
腹通谷
阴都
石关
商曲
肓俞
中注
四满
气穴
大赫
横骨

涌泉

190

| 常用穴 | 定位 | 针对病症 | 配伍 | 方法 | 时间 |
|---|---|---|---|---|---|
| 涌泉穴 | 在足底,屈足卷趾时足心最凹陷处 | 遗精、头晕、神经衰弱、气管炎、低血压、扁桃体炎、小儿腹泻、小儿厌食 | 然谷穴 | 温和灸 | 10~15分钟 |
| 然谷穴 | 在足内侧,足舟骨粗隆下方,赤白肉际处 | 咽喉疼痛、阳痿、月经不调、胸胁胀满 | 太溪穴 | 温和灸 | 10~15分钟 |
| 太溪穴 | 在踝区,内踝尖与跟腱之间的凹陷中 | 扁桃体炎、慢性咽炎、闭经、失眠、冠心病、早泄 | 支沟穴然谷穴 | 温和灸 | 10~15分钟 |
| 照海穴 | 在踝区,内踝尖下1寸,内踝下缘边际凹陷中 | 咽喉肿痛、气喘、便秘、月经不调、遗精、失眠 | 肾俞穴关元穴三阴交穴 | 雀啄灸 | 10~15分钟 |
| 复溜穴 | 在小腿内侧,内踝尖上2寸,跟腱的前缘处 | 水肿、腹胀、腰脊强痛、盗汗、自汗 | 后溪穴阴郄穴 | 雀啄灸 | 10~15分钟 |
| 筑宾穴 | 在小腿内侧,太溪穴直上5寸,比目鱼肌与跟腱之间 | 脚软无力、肾炎、膀胱炎、腓肠肌痉挛 | 肾俞穴关元穴 | 雀啄灸 | 10~15分钟 |
| 横骨穴 | 在下腹部,脐中下5寸,前正中线旁开0.5寸处 | 腹痛、外生殖器肿痛、遗精闭经、盆腔炎 | 关元穴肾俞穴 | 回旋灸 | 5~10分钟 |
| 中注穴 | 在下腹部,脐中下1寸,前正中线旁开0.5寸处 | 痛经、不孕不育、遗精、水肿、小腹痛、便秘 | 气海俞穴 | 回旋灸 | 10~15分钟 |
| 商曲穴 | 在上腹部,脐中上2寸,前正中线旁开0.5寸处 | 绕脐腹痛、腹胀、呕吐、泄泻、痢疾、便秘 | 中脘穴 | 温和灸 | 5~10分钟 |
| 俞府穴 | 在胸部,锁骨下缘,前正中线旁开2寸处 | 咳嗽、哮喘、呕吐、胸胁胀满、不嗜食 | 天突穴肺俞穴 | 温和灸 | 5~10分钟 |

# 手厥阴心包经常用穴位及灸法

## 护卫心主的大将军

　　自胸中而起，向下通过横膈，从胸到腹依次联络上、中、下三焦。胸部支脉沿胸至腋下的天池穴，上行抵腋窝中，沿上臂内侧，行于手太阴和手少阴两条经络之间，进入掌中，沿中指到指端的中冲穴；手掌支脉即从手掌中的劳宫分出沿无名指到指端的关冲穴，与手少阳三焦经相接。一侧9穴，左右共18穴。心包经有保护心脏，"代心行令"和"代心反邪"的作用。

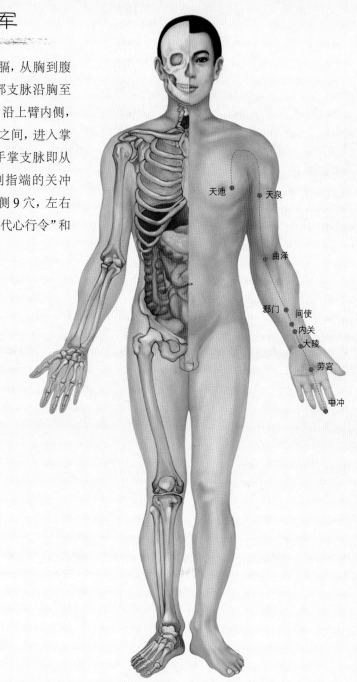

天池　天泉　曲泽　郄门　间使　内关　大陵　劳宫　中冲

保养方法：雀啄灸或回旋灸，三至十分钟

重点保养穴：劳宫、内关

适用病症：心、胸、胃、精神等方面疾病

主管脏腑：心、心包（心脏外面的包膜）

| 常用穴 | 定位 | 针对病症 | 配伍 | 方法 | 时间 |
|---|---|---|---|---|---|
| 天池穴 | 在胸部，第4肋间隙，前正中线旁开5寸处 | 咳嗽、胸痛、胸闷、乳汁分泌不足、乳腺炎 | 列缺穴丰隆穴 | 雀啄灸 | 5~10分钟 |
| 天泉穴 | 在臂前区，腋前纹头下2寸，肱二头肌的长、短头之间 | 心痛、心悸、打嗝、上臂内侧痛、胸背痛 | 通里穴 | 雀啄灸 | 5~10分钟 |
| 曲泽穴 | 在肘前区，肘横纹上，肱二头肌腱的尺侧缘凹陷中 | 胃脘疼痛、呕吐、腹泻、风疹、心痛、心悸 | 内关穴大陵穴 | 雀啄灸 | 5~10分钟 |
| 郄门穴 | 在前臂区，腕掌侧远端横纹上5寸，掌长肌腱与桡侧腕屈肌腱之间 | 心胸部疼痛、心悸、呕血、鼻塞 | 内关穴 | 雀啄灸 | 3~7分钟 |
| 间使穴 | 在前臂区，腕掌侧远端横纹上3寸，掌长肌腱与桡侧腕屈肌腱之间 | 打嗝、呕吐、中风、月经不调、荨麻疹 | 尺泽穴 | 雀啄灸 | 3~7分钟 |
| 内关穴 | 在前臂前区，腕掌侧远端横纹上2寸，掌长肌腱与桡侧腕屈肌腱之间 | 心痛、心悸、失眠、癫痫、胃脘疼痛、呕吐、打嗝、哮喘、高血压、低血压、冠心病、汗多、神经性皮炎、小儿惊风 | 素髎穴外关穴三阴交穴 | 雀啄灸 | 3~7分钟 |
| 大陵穴 | 在腕前区，腕掌侧远端横纹中，掌长肌腱与桡侧腕屈肌腱之间 | 身热、头痛、扁桃体炎、咽炎、肾虚、失眠 | 劳宫穴 | 雀啄灸 | 3~7分钟 |
| 劳宫穴 | 在掌区，横平第3掌指关节近端，第2、第3掌骨之间偏于第3掌骨处 | 热病、汗多、心烦、口腔溃疡、中风昏迷、高脂血症 | 水沟穴曲泽穴 | 雀啄灸 | 5~10分钟 |
| 中冲穴 | 在手指，中指末端最高点处 | 心痛、心悸、中风、中暑、目赤舌痛、小儿惊风 | 大椎穴合谷穴 | 回旋灸 | 3~7分钟 |

# 手少阳三焦经常用穴位及灸法

## 行气走水，护身之经

　　起于无名指末的关冲穴，沿手背、手臂外侧到达肘部，沿手臂外侧上达肩部，于此进入体内的心包分支，从胸到腹，联通三焦。胸部支脉：从胸上行，到颈部外侧，从耳下绕到耳后，经耳上角，然后屈曲向下到面颊，直达眼眶下部；耳部支脉：从耳后进入耳中，到耳前，与前脉交叉于面颊部，到达外眼角，与足少阳胆经相接。一侧23穴，左右共46穴。三焦经掌管元气的循环，是水液的通道。

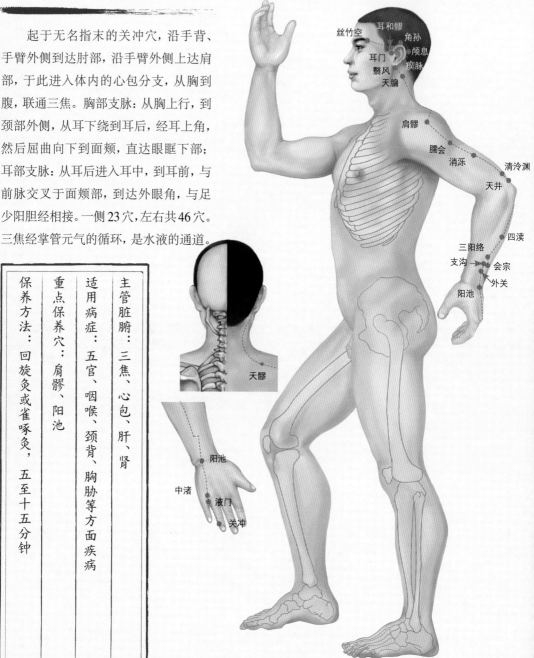

保养方法：回旋灸或雀啄灸，五至十五分钟

重点保养穴：肩髎、阳池

适用病症：五官、咽喉、颈背、胸胁等方面疾病

主管脏腑：三焦、心包、肝、肾

丝竹空　耳和髎　角孙　颅息　瘛脉　耳门　翳风　天牖　肩髎　臑会　消泺　清冷渊　天井　四渎　三阳络　支沟　会宗　外关　阳池

天髎

阳池　中渚　液门　关冲

194

| 常用穴 | 定位 | 针对病症 | 配伍 | 方法 | 时间 |
|---|---|---|---|---|---|
| 关冲穴 | 在手指，第4指末节尺侧，指甲根角侧旁开0.1寸（指寸）处 | 头痛、耳聋、咽喉肿痛、视物不明、肘痛 | 人中穴 | 回旋灸 | 10~15分钟 |
| 中渚穴 | 在手背，第4、第5掌骨间，第4掌指关节近端凹陷中 | 前臂疼痛、脂溢性皮炎、头痛、目眩、耳聋 | 角孙穴 | 雀啄灸 | 10分钟 |
| 阳池穴 | 在腕后区，腕背侧远端横纹上，指伸肌腱的尺侧缘凹陷中 | 腕关节肿痛、手足怕冷、口干、糖尿病 | 脾俞穴太溪穴 | 回旋灸 | 5~10分钟 |
| 外关穴 | 在前臂后区，腕背侧远端横纹上2寸，尺骨与桡骨间隙中点处 | 感冒、头痛、三叉神经痛、颈椎病、落枕 | 太阳穴率谷穴 | 雀啄灸 | 5~10分钟 |
| 支沟穴 | 在前臂后区，腕背侧远端横纹上3寸，尺骨与桡骨间隙中点处 | 胸胁痛、腹胀、便秘、心绞痛、上肢瘫痪 | 天枢穴足三里穴 | 雀啄灸 | 5~10分钟 |
| 四渎穴 | 在前臂后区，肘尖穴下5寸，尺骨与桡骨间隙中点处 | 咽喉肿痛、耳聋、耳鸣、头痛、下牙痛、眼疾 | 三阳络穴 | 雀啄灸 | 5~10分钟 |
| 肩髎穴 | 在三角肌区，肩峰角与肱骨大结节两骨间凹陷中 | 肩胛肿痛、肩臂痛、中风偏瘫、荨麻疹 | 章门穴 | 雀啄灸 | 10~15分钟 |
| 翳风穴 | 在颈部，耳垂后方，乳突下端前方凹陷中 | 打嗝、中耳炎、三叉神经痛、牙痛、颊肿、失眠 | 角孙穴 | 回旋灸 | 10~15分钟 |
| 角孙穴 | 在头部，耳尖正对发际处 | 目赤肿痛、牙痛、头痛、颈项僵硬 | 足临泣穴 | 雀啄灸 | 5~10分钟 |
| 耳门穴 | 在耳区，耳屏上切迹与下颌髁状突之间的凹陷中 | 耳鸣、耳聋、耳道流脓、中耳炎、牙痛 | 丝竹空穴 | 雀啄灸 | 5~10分钟 |

# 足少阳胆经常用穴位及灸法

半阴半阳，半表半里，养生枢纽

起于眼睛外侧的瞳子髎穴，有2个分支。体表支脉沿耳后折回上行，到达眉心上的阳白穴，之后反折到风池穴，经过颈、肩、腰，顺腿部外侧下行，直至第四脚趾外侧。体内经脉经耳后进入体内，穿过膈肌，交于足厥阴肝经。一侧44穴，左右共88穴。此经为人体气机升降出入之枢纽，能调节各脏腑功能，是十分重要的养生经脉。

保养方法：回旋灸或雀啄灸，三至二十分钟

重点保养穴：风池、肩井、阳陵泉

适用病症：目、耳、颈及咽喉病，神志病，热病等

主管脏腑：肝、胆

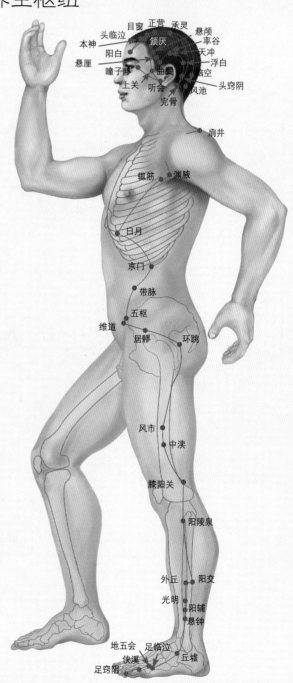

头临泣　目窗　正营　承灵　悬厘
本神　　　　　颔厌　　　悬颅　率谷
悬厘　阳白　　　　　　　天冲　浮白
　　瞳子髎　曲鬓　　　脑空
　　上关　听会　　风池　头窍阴
　　　　完骨
　　　　　　　　　肩井
辄筋　　渊腋
日月
京门
带脉
五枢
维道　　　环跳
居髎
风市
中渎
膝阳关
阳陵泉
外丘　阳交
光明
　　阳辅
　　悬钟
地五会　足临泣
侠溪　　　丘墟
足窍阴

196

| 常用穴 | 定位 | 针对病症 | 配伍 | 方法 | 时间 |
|---|---|---|---|---|---|
| 上关穴 | 在面部，颧弓上缘中央凹陷中 | 头痛、眩晕、牙痛、口歪眼斜、耳鸣、耳聋 | 耳门穴<br>合谷穴 | 雀啄灸 | 3~7分钟 |
| 阳白穴 | 在头部，眉上1寸，瞳孔直上处 | 头痛、颈项强急、角膜痒痛、近视、面瘫 | 完骨穴<br>本身穴 | 雀啄灸 | 3~7分钟 |
| 风池穴 | 在颈后区，枕骨之下，胸锁乳突肌上端与斜方肌上端之间的凹陷中 | 外感发热、头痛、眩晕、荨麻疹、黄褐斑、小儿脊柱侧弯、高血压 | 合谷穴 | 回旋灸 | 5~10分钟 |
| 肩井穴 | 在肩胛区，第7颈椎棘突与肩峰最外侧点连线的中点处 | 肩臂疼痛、落枕、颈椎病、肩周炎、抑郁症、乳房胀痛、更年期综合征、小儿脊柱侧弯 | 足三里穴<br>阳陵泉穴 | 回旋灸 | 10~15分钟 |
| 带脉穴 | 在侧腹部，第11肋骨游离端垂线与肚脐水平线的交点上 | 月经不调、赤白带下、闭经、痛经、不孕 | 天枢穴 | 回旋灸 | 15~20分钟 |
| 环跳穴 | 在臀区，股骨大转子最高点与骶管裂孔连线上的外1/3与2/3交点处 | 腰胯疼痛、腰痛、下肢痿痹、坐骨神经痛 | 风池穴<br>曲池穴 | 回旋灸 | 15~20分钟 |
| 风市穴 | 在股部，腘横纹上7寸，髂胫束后缘处 | 眩晕、中风、半身不遂、下肢痿痹、神经性皮炎、皮肤瘙痒、脂溢性皮炎、荨麻疹 | 大杼穴 | 雀啄灸 | 10~15分钟 |
| 膝阳关穴 | 在膝部，股骨外上髁后上缘，股二头肌腱与髂胫束之间的凹陷中 | 膝关节肿痛、腘筋挛急、小腿麻木 | 曲池穴 | 回旋灸 | 10~15分钟 |
| 阳陵泉穴 | 在小腿外侧，腓骨小头前下方凹陷中 | 耳鸣、耳聋、口苦、坐骨神经痛、腿抽筋、甲状腺肿大、脂溢性皮炎、白癜风、乳房胀痛、胆囊炎 | 上廉穴 | 回旋灸 | 10~15分钟 |
| 悬钟穴 | 在小腿外侧，外踝尖上3寸，腓骨前缘处 | 颈项僵硬、半身不遂、头晕、耳鸣、高血压 | 丰隆穴 | 雀啄灸 | 5~10分钟 |

# 足厥阴肝经常用穴位及灸法

## 气机和心情调节的开关

　　起于脚拇指外侧，沿脚背内侧上行，经小腿内侧、大腿内侧到达腹部，从期门穴进入肝脏。自此分成 2 个分支，一个分支经过胆，穿过胸部，沿着咽部、鼻部连接眼睛，最后与督脉相交。另一分支，从肝到肺，连接手太阴肺经。一侧 14 穴，左右共 28 穴。肝主抒发宣泄情志，主导人的情绪。

保养方法∷雀啄灸或回旋灸，五至十五分钟

重点保养穴∷章门、太冲

适用病症∷肝病、男科病、妇科病、咽喉病等

主管脏腑∷肝、胆、肺

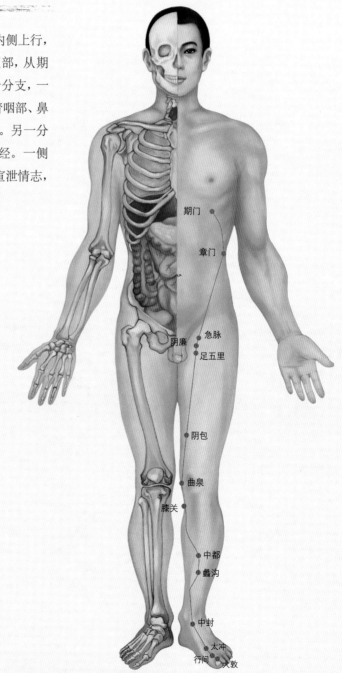

期门

章门

阴廉　　急脉

足五里

阴包

曲泉

膝关

中都

蠡沟

中封

太冲

行间　大敦

| 常用穴 | 定位 | 针对病症 | 配伍 | 方法 | 时间 |
|---|---|---|---|---|---|
| 大敦穴 | 在足趾，大趾末节外侧，趾甲根角侧旁开0.1寸（指寸）处 | 闭经、崩漏、遗尿、月经过多、睾丸炎 | 内关穴水沟穴 | 雀啄灸 | 5~10分钟 |
| 行间穴 | 在足背，第1、第2趾间，趾蹼缘后方赤白肉际处 | 目赤、头痛、高血压、阳痿、痛经、甲状腺肿大 | 太冲穴合谷穴 | 雀啄灸 | 5~10分钟 |
| 太冲穴 | 在足背，当第1、第2跖骨间，跖骨底结合部前方凹陷中，或触及动脉搏动处 | 失眠、头痛、腰痛、全身胀痛、甲状腺肿大、肝炎、胆囊炎、胆结石、闭经 | 合谷穴 | 回旋灸 | 5~10分钟 |
| 蠡沟穴 | 在小腿内侧，内踝尖上5寸，胫骨内侧面的中央处 | 疝气、遗尿、阴痛、阴痒、月经不调、崩漏 | 中极穴关元穴 | 回旋灸 | 10~15分钟 |
| 膝关穴 | 在膝部，胫骨内侧髁的下方，阴陵泉穴后1寸处 | 膝髌肿痛、膝关节痛、下肢痿痹 | 梁丘穴犊鼻穴 | 雀啄灸 | 10~15分钟 |
| 曲泉穴 | 在膝部，腘横纹内侧端，半腱肌肌腱内缘凹陷中 | 月经不调、子宫脱垂、乳腺增生、阳痿 | 关元穴中极穴 | 雀啄灸 | 10~15分钟 |
| 阴包穴 | 在股前区，髌底上4寸，股内肌与缝匠肌之间 | 月经不调、腰骶痛、小便难、遗尿 | 肾俞穴关元穴三阴交穴 | 回旋灸 | 10~15分钟 |
| 足五里穴 | 在股前区，气冲穴直下3寸，动脉搏动处 | 腹胀、小便不通、阴囊湿痒 | 中极穴 | 雀啄灸 | 10~15分钟 |
| 阴廉穴 | 在股前区，气冲穴直下2寸处 | 月经不调、小腹疼痛、下肢痉挛 | 曲骨穴三阴交穴 | 回旋灸 | 10~15分钟 |
| 章门穴 | 在侧腹部，第11肋游离端的下际处 | 腹痛、腹胀、口干、口苦、呕吐、打嗝、泄泻、糖尿病 | 中脘穴气海穴足三里穴 | 雀啄灸 | 5~10分钟 |
| 期门穴 | 在胸部，第6肋间隙，前正中线旁开4寸处 | 乳房胀痛、肋间神经痛、肝炎、抑郁症 | 膈俞穴肝俞穴 | 雀啄灸 | 5~10分钟 |

# 图书在版编目（CIP）数据

古法艾灸：寒湿一去消百病 / 石晶明编著 . —2 版 . —南京：江苏凤凰科学
技术出版社，2023.04（2025.05重印）
ISBN 978-7-5713-3020-0

Ⅰ.①古… Ⅱ.①石… Ⅲ.①艾灸 – 基本知识 Ⅳ.① R245.81

中国版本图书馆 CIP 数据核字（2022）第104870号

中国健康生活图书实力品牌
版权归属凤凰汉竹，侵权必究

**古法艾灸：寒湿一去消百病（第二版）**

| | | |
|---|---|---|
| 编 著 | 石晶明 | |
| 责 任 编 辑 | 刘玉锋 | |
| 特 邀 编 辑 | 陈 旻 | |
| 责 任 校 对 | 仲 敏 | |
| 责 任 设 计 | 蒋佳佳 | |
| 责 任 监 制 | 刘文洋 | |

| | |
|---|---|
| 出 版 发 行 | 江苏凤凰科学技术出版社 |
| 出 版 社 地 址 | 南京市湖南路1号 A 楼，邮编：210009 |
| 出 版 社 网 址 | http://www.pspress.cn |
| 印 刷 | 江苏凤凰新华印务集团有限公司 |

| | |
|---|---|
| 开 本 | 720 mm × 1 000 mm 1/16 |
| 印 张 | 13 |
| 字 数 | 200 000 |
| 版 次 | 2023 年 4 月第 2 版 |
| 印 次 | 2025 年 5 月第 7 次印刷 |

| | |
|---|---|
| 标 准 书 号 | ISBN 978-7-5713-3020-0 |
| 定 价 | 39.80 元 |

图书如有印装质量问题，可向我社印务部调换。